JN028289

第2種 スーパー合格

衛生管理者

過去7回本試験問題集

'24～'25年版

令和6年前期～令和3年前期の試験収録

衛生管理者試験対策研究会 著

秀和システム

・試験問題は、公益財団法人安全衛生技術試験協会より、毎年４月と10月の年２回、期間中に実施された本試験問題の中から１回分が公表されています。各会場で毎回同じ問題（公表問題）が出題されているわけではありません。

・別冊「解答解説」は、赤シート対応の印刷としておりますが、本書に赤シートは付属しておりません。別途ご入手ください。

はじめに

●衛生管理者試験は過去問対策がポイント！

第２種衛生管理者は、受験者数が年間３万５千人を超える人気資格です。合格率は51.4%（令和４年度）と比較的に高いものの、何度も挑戦する受験者も多く、一度で合格するためには、要点を押さえた学習が大切です。とくに、衛生管理者試験は、類似の問題がくり返し出題されるので、いかに過去問対策を行うかがポイントとなります。

試験問題は、公益財団法人安全衛生技術試験協会から、毎年４月と10月の年２回、公表されています。本書は、令和３年４月から令和６年４月までの最新７回分を取り上げ、これに詳しい解答・解説を付けました。

●数倍の効果が得られる、詳しい解答・解説！

解答・解説編は、切り離して使える別冊とし、要点がつかみやすいよう２色刷としました。また、５択の各枝すべてに解説を付け、とくに×問は、過去の出題をふまえて、「ＡはＢなので誤り。ＣなのはＤである」のように、できるだけ表裏も解説しました。さらに、過去に出題された関連項目を一覧表にして掲載しています。そのため、解説をしっかり読み込めば、１問で２問分以上の効果が得られます。

また、ここ10年間に出題されていなかった問題、それまで出題されたことのない問題には、**新傾向**のアイコンを付しました。直近では、「喫煙対策」「ストレスチェック」「メンタルヘルスケア」などで新傾向問題が続いていますので、今後の出題に注意してください。

●出題傾向、学習の要点がわかる！

本書の最初には、出題傾向がひと目でわかるよう、詳細な傾向分析表を付けました。毎回のように出題される分野があるので、とくに重点的に学習してください。項目は、当社出版の一問一答集と合わせてありますので、ニーズに合わせてこれらの書籍もご活用いただき、効率的に試験対策を行ってください。

●60点で合格、満点を目指す必要はありません！

衛生管理者試験はマークシート方式です。本書には解答用紙も付けましたので、コピーして実際の試験のように解いてみてください。

合格基準は、各科目で40%以上、かつ、全体で60%以上の正答ですので、必ずしも満点を目指す必要はありません。科目によって配点は異なりますが、本書では添付の解答用紙に得点を記入すれば、合格ラインに達したかどうかひと目でわかるようになっています。

新傾向問題、新パターン問題は出題されますが、例年、過去問集をしっかりこなすことで70～80%程度は押さえられるようになっています。ぜひ、本問題集をご活用いただき、合格を勝ち取られることをお祈りいたします。

令和6年5月　　　　衛生管理者試験対策研究会

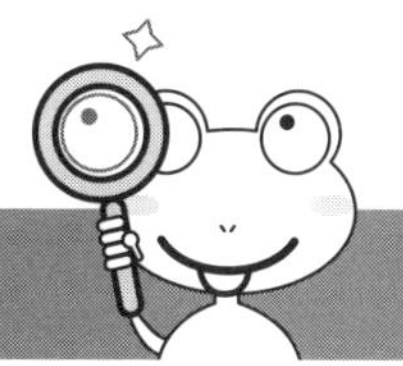

CONTENTS

よくわかる衛生管理者試験のしくみ

衛生管理者免許とは？

労働安全衛生法では、常時50人以上の労働者を使用する事業場について、その事業場の規模に応じて1人以上の衛生管理者を選任し、労働者の健康障害を防止するための作業環境管理、作業管理及び健康管理、労働衛生教育の実施、衛生日誌等の記録の整備、労働者の負傷疾病統計等の作成、健康の保持増進措置などの職務を行うことになっています。

衛生管理者の免許には、第1種衛生管理者免許、第2種衛生管理者免許、衛生工学衛生管理者免許があり、このうち第1種衛生管理者免許、第2種衛生管理者免許を取得するには、厚生労働大臣の指定する指定試験機関が行う試験に合格する必要があります。

第1種衛生管理者免許を有する者は、すべての業種の事業場において衛生管理者となることができます。

試験科目及び配点

試験科目	出題数	配点
関係法令	10	100
労働衛生	10	100
労働生理	10	100
合計	**30**	**300**

出題形式
5枝択一式

試験時間
3時間　ただし、科目免除者は2時間15分。

受験案内

指定受験機関

試験は全国8ヶ所に設けられている安全衛生技術センターで毎月1～4回行われています。試験日等の詳細は、各センターで作成している「免許試験案内」や安全衛生技術試験協会本部のWebサイト（http://www.exam.or.jp）で公表されています。

受験申請書の入手方法

●窓口で請求する場合

「免許試験受験申請書」は、安全衛生技術試験協会、各センター又は免許試験受験申請書取扱機関一覧に示す団体で無料配布されています。

●郵送で請求する場合

郵送を希望する場合は、「免許試験受験申請書△部」と明記したメモ書と、あて先を明記した返信用封筒（返信用切手を貼る）を同封し、協会本部又は受験を希望する各センターのいずれかに申し込みます。

試験手数料

8,800円

（令和6年4月1日現在）

受験申請書類の提出

上記の受験申請書に証明写真（30mm×24mm）を貼り、試験手数料を添えて、受験を希望する各安全衛生技術センターに提出します。

提出方法及び受付期間

●センター窓口へ持参の場合

直接提出先に第1受験希望日の2ヶ月前からセンターの休日を除く2日前まで（定員に達したときは第2希望日になる）に持参します。

●郵便（簡易書留）の場合

第1受験希望日の2ヶ月前から14日前（消印）まで（定員に達したときは第2希望日になる）に郵送します。

合格について

合格基準

それぞれの試験科目ごとの得点が40%以上であり、かつ、全科目の合計得点が満点の60%以上である場合に合格となります。

最近の合格率

受験者数	35,199人
合格者数	18,089人
合格率	51.4%

※令和4年度

合格者への通知

合格者には郵送又はインターネットで発表します。また、不合格者には本人が取得した総得点と各科目の得点が通知されます。なお、通知は本人宛に送付し、企業、団体等に送付することはありません。

免許証の申請

各安全衛生技術センターから合格通知が送付されると、免許申請を東京労働局宛に郵送します。同局から免許証が交付されます。免許申請先は、下記の通りです。

東京労働局　免許証発行センター
〒108-0014　東京都港区芝5-35-1　産業安全会館

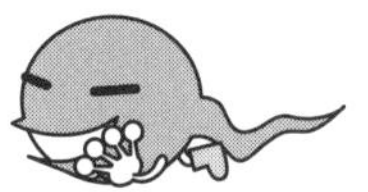

●試験の問い合わせ先

(財) 安全衛生技術試験協会
〒101-0065　東京都千代田区西神田3-8-1
千代田ファーストビル東館9階
☎03-5275-1088

北海道安全衛生技術センター
〒061-1407　北海道恵庭市黄金北3-13
☎0123-34-1171

東北安全衛生技術センター
〒989-2427　宮城県岩沼市里の杜1-1-15
☎0223-23-3181

関東安全衛生技術センター
〒290-0011　千葉県市原市能満2089
☎0436-75-1141

関東安全衛生技術センター東京試験場
〒105-0022　東京都港区海岸1-11-1
ニューピア竹芝ノースタワー21階
☎03-6432-0461

中部安全衛生技術センター
〒477-0032　愛知県東海市加木屋町丑寅海戸51-5
☎0562-33-1161

近畿安全衛生技術センター
〒675-0007　兵庫県加古川市神野町西之山字迎野
☎079-438-8481

中国四国安全衛生技術センター
〒721-0955　広島県福山市新涯町2-29-36
☎084-954-4661

九州安全衛生技術センター
〒839-0809　福岡県久留米市東合川5-9-3
☎0942-43-3381

衛生管理者試験に合格するには!?

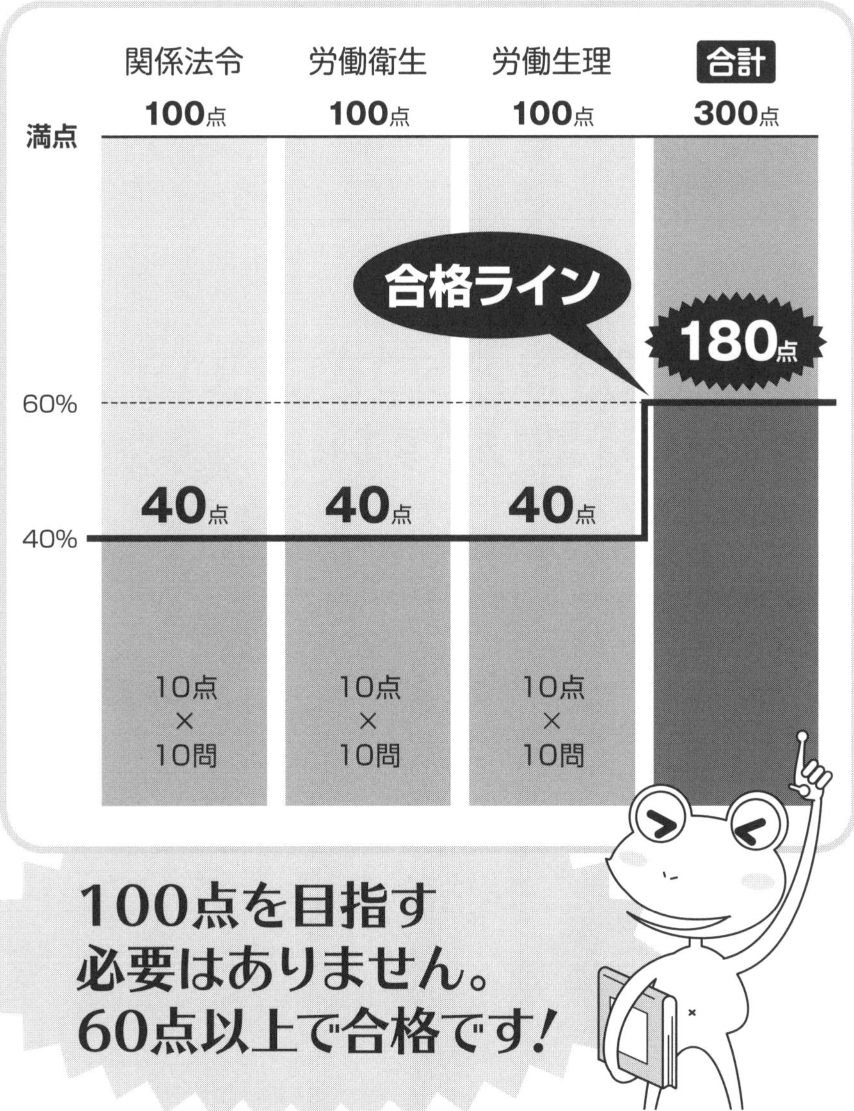

各科目の得点が40%以上で、かつ全科目の合計得点が60%以上であれば合格です。ここ数年、毎年新しい問題が見られますが、過去7回分の過去問をしっかりマスターしておくことで、十分に合格可能です。

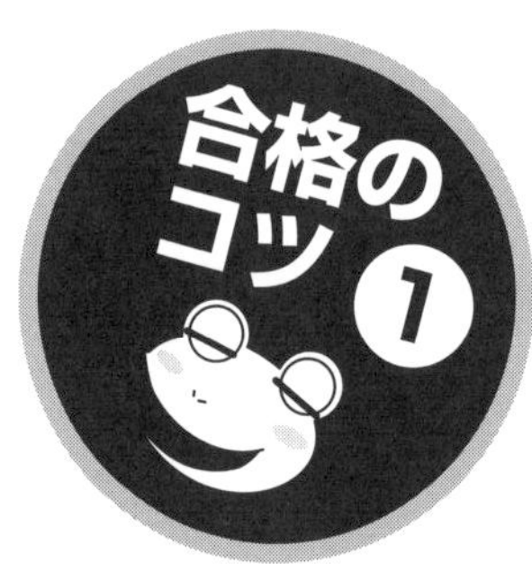

「労働生理」から手を付けよう!

労働生理は、からだのしくみと機能が中心で手をつけやすいうえ、過去問からの繰り返しの出題がほとんどです。過去問をしっかりマスターして、得点源としてください。

「関係法令」はとっつきにくいが、意外と点を取りやすい!

合格のコツ 2

法令科目はとっつきにくい印象がありますが、出題範囲や問題形式が限られており、実は点を取りやすい分野です。なお、「○○法第○○条……」といった根拠を覚える必要はありません。

合格のコツ 3

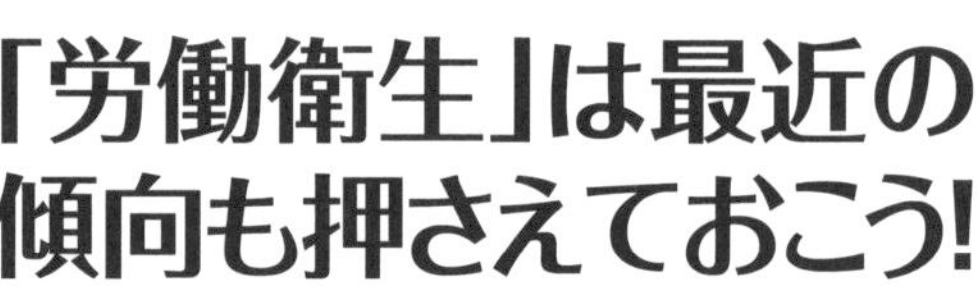

「労働衛生」は最近の傾向も押さえておこう!

この分野は、比較的に新しい話題から出題されることが多く、とくにガイドラインや指針に注意してください。直近では「喫煙対策」「ストレスチェック」「メンタルヘルスケア」などから新たな出題が続いています。とはいえ、多くは過去の出題の繰り返しですから、やはり過去問対策が重要になります。

衛生管理者試験　ここが出た！

毎年必ず出題される分野がありますから、しっかりおさえておきましょう

項目				6年4月	5年10月	5年4月	4年10月	4年4月	3年10月	3年4月
関係法令　10問	安衛法	安全衛生管理体制	総括安全衛生管理者	○	○*	○	○*	○	○	○
			衛生管理者	○*	○*	*	*	*	*	○*
			産業医	○	○		○	○*	○	○
			衛生委員会		○	○		○		
			労働衛生コンサルタント	*	*					
		安全衛生教育	雇い入れ時教育					*	*	*
		健康診断	雇い入れ時の健康診断		○	○		○	○	○
			定期健康診断	○	○	○	○		○	○
			特定業務従事者の健康診断		○					
			海外派遣労働者の健康診断							○
			給食従業員の検便健診							
			健康診断結果の記録の作成							
		健康診断	健康診断の結果の通知							
			面接指導	○		○	○			
			ストレスチェック	○	○	○	*	○	○	○
		衛生基準	気積		○	*	*	○	○	○
			換気		○	*	*	○	○	
			採光と照明				*			○
			清潔		○	*		○	○	
			食堂及び炊事場		○	*		○	○	
	事務所則		気積							
			空気調和設備等による調整	*	*	*	○	*	*	*
	労基法		平均賃金							
			解雇							
			賃金							
			労働時間	○		○			○	○

項目			6年4月	5年10月	5年4月	4年10月	4年4月	3年10月	3年4月
関係法令 10問	労基法	休日							
		労使協定による時間外・休日労働	○					○	
		割増賃金							
		年次有給休暇	○	○	○	○	○	○	
		労働時間の適用除外	○					○	
		年少者、妊産婦、変形労働時間制		○		○	○		○
		就業規則							
労働衛生 10問	作業環境管理	温熱条件	*	*	*	*	*	*	*
		採光と照明	*			*	*	*	*
		事務室等の作業環境管理	*	*	*		*	*	*
		快適職場				○			
	作業管理	作業環境管理、作業管理、健康管理			*				
		情報機器作業（VDT作業）	*					○	○
	健康管理	健康管理	○	○					
		喫煙対策		○	○	○	○		
		健康測定				○	○		○
		健康保持増進措置			○				
		腰痛予防対策		○		○	○	○	○
		メンタルヘルスケア	○		○				○
	安全衛生管理体制	労働安全衛生マネジメントシステム（DSHMS指針）					○	○	
	労働衛生教育と疾病統計	労働衛生教育							
		労働衛生統計	○	○	○	○	○	○	
	食中毒と感染症	食中毒	○	○	○	○	○	○	○
		感染症			○		○		
	救急処置	一次救命処置							○
		脳血管障害、虚血性心疾患	○	○	○	○		○	
		出血と止血						○	○
		熱中症							
		骨折	○						
		熱傷							

項目			6年4月	5年10月	5年4月	4年10月	4年4月	3年10月	3年4月
労働生理 10問	呼吸と血液循環	呼吸	○	○	○	○	○	○	
		血液と免疫	○	○	○	○	○	○	○
		心臓（循環）	○	○	○	○	○	○	○
	肝臓と腎臓	肝臓	○	○		○	○		○
		腎臓と尿	○		○	○		○	○
	栄養素の消化と吸収	栄養素の消化と吸収	○	○	○	○	○	○	○
	神経系と感覚器	神経	○			○		○	○
		脳	○		○	○		○	○
		感覚器	○	○	○	○	○	○	○
	筋肉	筋肉		○	○				○
	疲労と睡眠	疲労							
		ストレス	○	○					
		睡眠			○			○	○
	調節と代謝	ホルモン	○	○		○	○		
		体温調節	○			○	○	○	
		代謝		○			○	○	○

○第1種、第2種 共通問題
＊第2種 専用問題

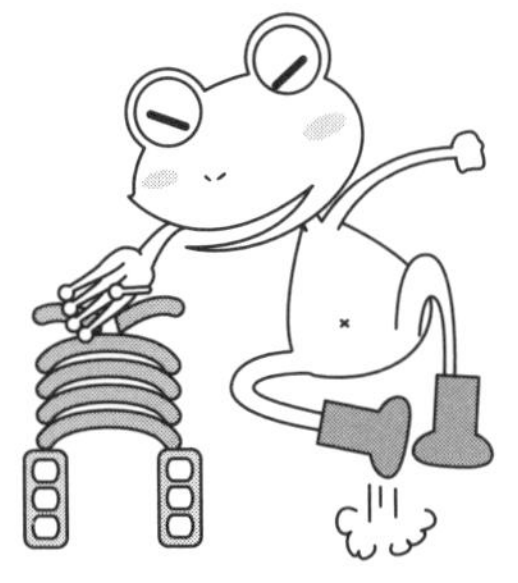

令和６年前期～令和５年後期の傾向

第２種衛生管理者試験の合格率は、平成27年度（2015年度）まではおおよそ65％前後で推移していましたが、平成28年度（2016年度）から突如**55％前後まで低下**しました。理由の一つに、新傾向問題の増加があります。これらは、平成28年６月に施行された改正労働安全衛生法に基づく指針などからの出題や、これまでのパターンにない細かい部分を問う出題、新しい知識を問う出題でした。

令和元年度（2019年度）以降は、このような傾向は一旦落ち着き、比較的**オーソドックスな出題に戻った**ように見えます。ただし、分野をまたがった横断的な知識を問う**組合せ問題**が多くなっており、合格率はかつての水準に戻るどころか、さらに少しずつ下がっています。単なるパターン暗記ではなく、より**しっかりとした理解**が求められていると言えます。

とはいえ、新傾向問題は例年２割程度であり、出題の８割以上は過去の出題がベースですから、試験対策は過去問対策が基本となります。本書は、出題傾向が落ち着いてきた令和３年（2021年）からの７回分を収録しています。また、別冊解答には、過去10年の実際の出題を踏まえた**一覧表**を要所に掲載しましたので、別途テキストなどとあわせて理解に役立ててください。

新傾向問題への対策として、「**職場における受動喫煙防止のためのガイドライン**」「**職場における腰痛予防対策指針**」「**労働者の心の健康の保持増進のための指針**」「**事業場における労働者の健康の保持増進のための指針**」「**情報機器作業における労働衛生管理のためのガイドライン**」「**心理的な負担の程度を把握するための検査及び面接指導の実施並びに面接指導結果に基づき事業者が講ずべき措置に関する指針**」などに目を通しておくとよいでしょう。

関係法令の傾向

法令科目からは**10問**が出題されます。

安衛法からは、**総括安全衛生管理者**と**衛生管理者**は必出であり、また**産業医**も法改正で役割が強化されたこともあり、出題が続いています。安全衛生管理体制は第１問目で問われますが、組合せ問題となっており、数字も含めて特にきちんとした理解が求められます。

総括安全衛生管理者は、令和６年４月、その**選任要件**についてまとまった出題がありました。衛生管理者は、**第1種の選任業務**を完全に押さえておきましょう。令和6年4月、令和5年10月、**労働衛生コンサルタント**について、まとまった新傾向の問題が見られました。今後の出題に注意してください。**雇い入れ時教育**の省略は、これまで必出項目でしたが、法改正により、すべての業種で省略は不可となりました（p17「法改正情報」参照）。

安衛法からはその他、**雇い入れ時の健康診断**、**定期健康診断**、**面接指導**、**ストレスチェック**、**衛生基準**（**気積**、**換気**、**清潔**、**食堂及び炊事場**）からも、毎回のように出題されています。

労基法からの出題は、**年次有給休暇**、**労働時間等の適用除外**、**年少者**、**妊産婦**、**変形労働時間制等**にほぼ絞られていますが、時に労働時間、労使協定による時間外・休日労働、就業規則も出題されますので、押さえておきましょう。直近では、過重労働による健康障害防止対策や**女性労働者**（**妊産婦**）に重点が置かれています。とくに**ストレスチェック**、**面接指導**は、新傾向問題も見られますので、しっかり押えてください。

労働衛生の傾向

労働衛生からは**10問**が出題されます。**作業環境管理**、**作業管理**、**健康管理**、**労働衛生疾病統計**、**食中毒**、**救急処置**の範囲から出題されます。

作業環境管理からは、**温熱条件**、**採光と照明**、**事務室等の作業環境管理**から各1問が必ず出題されます。温熱条件では、とくに**WBGT**（暑熱環境の程度を示す指標）で近年ずっと出題が続いていますので、テキスト等で必ず確認するようにしてください。また、必要換気量の計算は必出とみて、マスターしてください。「事業者が講ずべき快適な職場環境の形成のための措置に関する指針」（快適職場指針）からも、時にまとまった出題が見られます。

作業管理からは**情報機器作業**が頻出です。健康管理では、**健康測定**、**健康保持増進措置**、**喫煙対策**、**腰痛予防対策**、**メンタルヘルスケア**が主な出題項目です。とくに、近年の新傾向問題である**メンタルヘルス**（メンタルヘルス指針）、**腰痛予防対策**（腰痛予防対策指針）からの出題は、過去問に加えて、指針に目を通すなどして、しっかり対策をしておきましょう。

また、健康増進法の改正により、令和2年4月から屋内施設の原則禁煙と罰則の適用が全面施行されました。職場の受動喫煙防止対策については、「**職場における**

受動喫煙防止のためのガイドライン」において事業者が実施すべき事項が示されています。今後も出題に注意してください。

食中毒はほぼ毎回出題されています。**感染症**からの出題は、直近では見られていません。

救急処置では、近年、**脳血管障害**、**虚血性心疾患**からの出題が続いています。また、令和6年4月は、**骨折**からの出題が数年ぶりに見られました。**出血と止血**、**熱傷**も、ここ数年見られていませんが、かつてはほぼ毎回出題されていましたので、押さえておくとよいでしょう。

一次救命措置の人工呼吸については、令和2年に指針の追補が発表され、成人の心停止に対しては、人工呼吸を行わずに胸骨圧迫（心臓マッサージ）とAEDによる電気ショックのみを実施することになりましたので、今後の出題には注意してください。

労働生理の傾向

労働生理からは**10問**が出題されます。出題範囲は、人体の組織・機能・調節、疲労と睡眠、健康測定などに関する知識です。

人体の組織・機能・調節からは、**呼吸**、**血液と免疫**、**心臓**、**肝臓**、**腎臓と尿**、**消化と吸収**、**脳・神経系**、**感覚器**、**筋肉**が出題されますが、毎回まんべんなく出題される上、パターンも比較的に決まっていますので、しっかりマスターするようにしてください。それ以外では、**ストレス**、**睡眠**、**ホルモン**、**体温調節**、**代謝**に要注意です。

労働生理においても近年、新傾向問題や組合せ問題など、パターン暗記だけでは対応しにくい問題も見られるようになっています。直近では、脂肪の分解・吸収および脂質の代謝、肝臓と栄養素の消化と吸収で、横断的な知識を問う新たな出題が見られています。本書の別冊解答には、過去の出題を踏まえた一覧表を適宜掲載しましたので、知識の整理と理解に役立ててください。

法改正情報

法改正により、本書掲載の過去問題の一部が成立しなくなっていますので、ご注意ください。

なお本書では、当該問題とその解答解説は出題時（改正前）のままとして記載し、別途、注意書きを加えています。

●雇入れ時の安全衛生教育（安衛則第35条第1項）

これまで、雇入れ時等の教育事項の一部（①～④）は、危険の少ない非工業的な業種（金融業、警備業、医療業など）では省略可能でしたが、法改正により、いかなる業種でも省略不可となりました（安衛則第35条第1項のただし書きが削除された）。（令和6年4月1日付）

①	機械等、原材料等の危険性又は有害性及びこれらの取扱い方法に関すること。
②	安全装置、有害物抑制装置又は保護具の性能及びこれらの取扱い方法に関すること。
③	作業手順に関すること。
④	作業開始時の点検に関すること。
⑤	当該業務に関して発生するおそれのある疾病の原因及び予防に関すること。
⑥	整理、整頓及び清潔の保持に関すること。
⑦	事故時等における応急措置及び退避に関すること。
⑧	その他その業務に関する安全・衛生のために必要な事項。

ただし、これまでどおり、①～⑧の全部または一部に関し十分な知識および技能を有していると認められる労働者については、その事項についての教育を省略することができます（安衛則第35条第2条）。

<該当する過去問題>

・令和4年　4月　問6
・令和3年10月　問6
・令和3年　4月　問6

●新型コロナウイルス感染症の流行を踏まえた市民による救急蘇生法について（指針）

1. 成人の心停止に対しては、人工呼吸を行わずに胸骨圧迫とAEDによる電気ショックを実施する。
2. 子どもの心停止に対しては、講習を受けて人工呼吸の技術を身につけていて、人工呼吸を行う意思がある場合には、人工呼吸も実施する。

＜該当する過去問題＞

・令和3年4月　問18

法改正により、過去問題の
一部が成立しなくなってい
るので注意してください

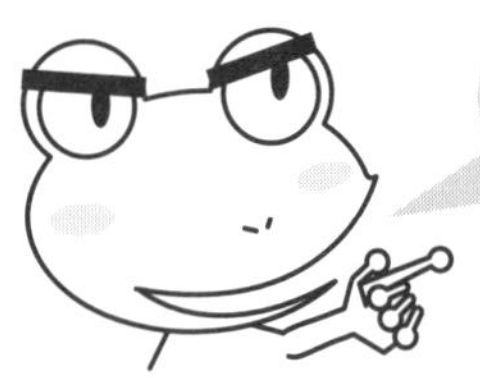

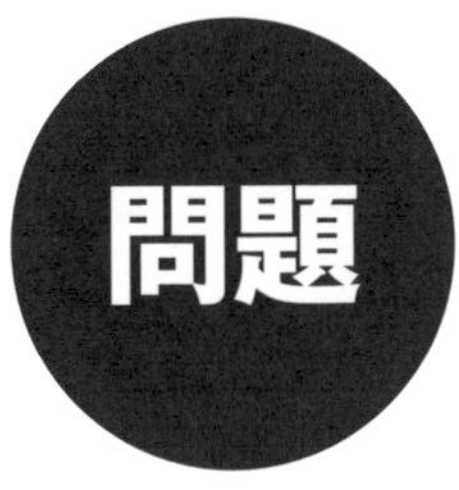

令和6年4月
過去問題
（公表本試験問題）

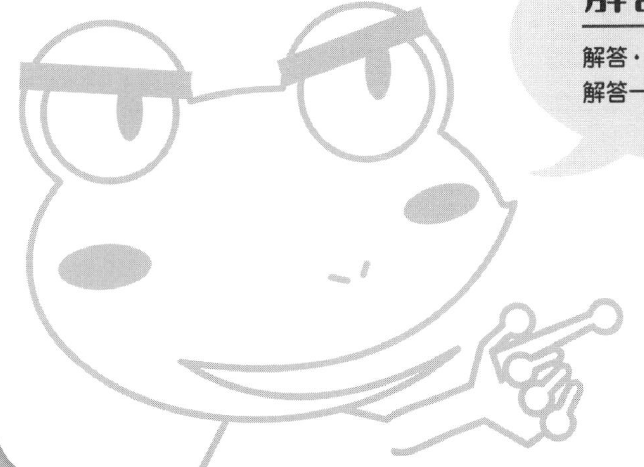

解答はこちら

解答・解説 ………… 別冊 P.5
解答一覧 ………………… P.142

関係法令

問1 衛生管理者又は衛生推進者の選任について、法令に違反しているものは次のうちどれか。
ただし、衛生管理者の選任の特例はないものとする。

(1) 常時40人の労働者を使用する飲食店の事業場において、衛生管理者は選任していないが、衛生推進者を１人選任している。
(2) 常時100人の労働者を使用する水道業の事業場において、第二種衛生管理者免許を有する者のうちから、衛生管理者を１人選任している。
(3) 常時200人の労働者を使用する不動産業の事業場において、第一種衛生管理者免許を有する者のうちから、衛生管理者を１人選任している。
(4) 常時200人の労働者を使用する旅館業の事業場において、第二種衛生管理者免許を有する者のうちから衛生管理者を１人選任している。
(5) 常時600人の労働者を使用する各種商品小売業の事業場において、３人の衛生管理者のうち２人を事業場に専属で第一種衛生管理者免許を有する者のうちから選任し、他の１人を事業場に専属でない労働衛生コンサルタントから選任している。

問2 常時使用する労働者数が300人の事業場で、法令上、総括安全衛生管理者の選任が義務付けられていない業種は、次のうちどれか。

(1) 通信業
(2) 各種商品小売業
(3) 旅館業
(4) ゴルフ場業
(5) 警備業

問3 衛生管理者が管理すべき業務として、法令上、定められていないものは次のうちどれか。
　ただし、次のそれぞれの業務のうち衛生に係る技術的事項に限るものとする。

(1) 化学物質等による危険性又は有害性等の調査及びその結果に基づき講ずる措置に関すること。
(2) 健康診断の実施その他健康の保持増進のための措置に関すること。
(3) 労働者の衛生のための教育の実施に関すること。
(4) 労働者の健康を確保するため必要があると認めるとき、事業者に対し、労働者の健康管理等について必要な勧告をすること。
(5) 少なくとも毎週1回作業場等を巡視し、衛生状態に有害のおそれがあるときは、直ちに、労働者の健康障害を防止するため必要な措置を講じること。

問4 労働安全衛生法に基づく心理的な負担の程度を把握するための検査の結果に基づき実施する面接指導に関する次の記述のうち、正しいものはどれか。

(1) 常時50人以上の労働者を使用する事業者は、1年以内ごとに1回、定期に、心理的な負担の程度を把握するための検査結果等報告書を所轄労働基準監督署長に提出しなければならない。
(2) 事業者は、面接指導の対象となる労働者の要件に該当する労働者から申出があったときは、申出の日から3か月以内に、面接指導を行わなければならない。
(3) 事業者は、面接指導を行った場合は、当該面接指導の結果を当該事業場の当該部署に所属する労働者の集団その他の一定規模の集団ごとに集計し、その結果について分析しなければならない。
(4) 面接指導の結果は、健康診断個人票に記載しなければならない。
(5) 面接指導を行う医師として事業者が指名できる医師は、法定の研修を修了した医師に限られる。

問5 産業医の職務として、法令に定められていない事項は次のうちどれか。

　ただし、次のそれぞれの事項のうち医学に関する専門的知識を必要とするものに限るものとする。

(1) 安全衛生に関する方針の表明に関すること。
(2) 作業の管理に関すること。
(3) 健康診断の実施に関すること。
(4) 衛生教育に関すること。
(5) 労働者の健康障害の原因の調査及び再発防止のための措置に関すること。

問6 労働衛生コンサルタントに関する次の記述のうち、法令上、誤っているものはどれか。

(1) 労働衛生コンサルタントは、他人の求めに応じ報酬を得て、労働者の衛生の水準の向上を図るため、事業場の衛生についての診断及びこれに基づく指導を行うことを業とする。
(2) 労働衛生コンサルタント試験には、保健衛生及び労働衛生工学の２つの区分がある。
(3) 労働衛生コンサルタント試験に合格した者は、厚生労働大臣の指定する指定登録機関に備える労働衛生コンサルタント名簿に、氏名、生年月日等所定の事項の登録を受けることにより、労働衛生コンサルタントとなることができる。
(4) 労働衛生コンサルタントが、その業務に関して知り得た秘密を漏らし、又は盗用したときは、その登録を取り消されることがある。
(5) 労働衛生コンサルタントは、法定の研修を修了することにより、ストレスチェックの実施者となることができる。

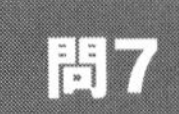

労働安全衛生規則に基づく次の定期健康診断項目のうち、厚生労働大臣が定める基準に基づき、医師が必要でないと認めるときは、省略することができる項目に該当しないものはどれか。

(1) 既往歴及び業務歴の調査
(2) 心電図検査
(3) 肝機能検査
(4) 血中脂質検査
(5) 貧血検査

問8

事務室の空気環境の調整に関する次の文中の[　　]内に入れるA及びBの数値の組合せとして、法令上、正しいものは(1)～(5)のうちどれか。

「① 空気調和設備又は機械換気設備を設けている場合は、室に供給される空気が、1気圧、温度25℃とした場合の当該空気中に占める二酸化炭素の含有率が100万分の[A]以下となるように、当該設備を調整しなければならない。

② ①の設備により室に流入する空気が、特定の労働者に直接、継続して及ばないようにし、かつ、室の気流を[B]m/s以下としなければならない。」

	A	B
(1)	1,000	0.3
(2)	1,000	0.5
(3)	2,000	0.3
(4)	2,000	0.5
(5)	2,000	1

問9 労働基準法における労働時間等に関する次の記述のうち、正しいものはどれか。

(1) 1日8時間を超えて労働させることができるのは、時間外労働の協定を締結し、これを所轄労働基準監督署長に届け出た場合に限られている。
(2) 労働時間に関する規定の適用については、事業場を異にする場合は労働時間を通算しない。
(3) 労働時間が8時間を超える場合においては、少なくとも45分の休憩時間を労働時間の途中に与えなければならない。
(4) 機密の事務を取り扱う労働者については、所轄労働基準監督署長の許可を受けなくても労働時間に関する規定は適用されない。
(5) フレックスタイム制の清算期間は、6か月以内の期間に限られる。

問10 週所定労働時間が32時間、週所定労働日数が4日である労働者であって、雇入れの日から起算して3年6か月継続勤務したものに対して、その後1年間に新たに与えなければならない年次有給休暇日数として、法令上、正しいものは次のうちどれか。

ただし、その労働者はその直前の1年間に全労働日の8割以上出勤したものとする。

(1) 10日
(2) 11日
(3) 12日
(4) 13日
(5) 14日

問11 事務室における必要換気量Q（m^3/h）を算出する式として、適切なものは（1）～（5）のうちどれか。

ただし、AからDは次のとおりとする。

A 室内二酸化炭素基準濃度（%）

B 室内二酸化炭素濃度の測定値（%）

C 外気の二酸化炭素濃度（%）

D 在室者全員が1時間に呼出する二酸化炭素量（m^3/h）

（1）$Q = \{D / (A - B)\} \times 100$

（2）$Q = \{D / (A - C)\} \times 100$

（3）$Q = \{D / (B - A)\} \times 100$

（4）$Q = \{D / (B - C)\} \times 100$

（5）$Q = \{D / (C - A)\} \times 100$

問12 温熱条件に関する次の記述のうち、誤っているものはどれか。

（1）温度感覚を左右する環境要素は、気温、湿度、気流及びふく射（放射）熱である。

（2）実効温度は、人の温熱感に基礎を置いた指標で、気温、湿度及び気流の総合効果を温度目盛りで表したものである。

（3）相対湿度は、空気中の水蒸気量と、その温度における飽和水蒸気量との比を百分率で示したものである。

（4）WBGTは、暑熱環境による熱ストレスの評価に用いられる指標で、日射がある場合は、自然湿球温度、黒球温度及び気温（乾球温度）の測定値から算出される。

（5）算出したWBGTの値が、作業内容に応じて設定されたWBGT基準値未満である場合には、熱中症が発生するリスクが高まる。

問13 照明等の視環境に関する次の記述のうち、誤っているものはどれか。

(1) 照度の単位はルクスで、1ルクスは光度1カンデラの光源から1m離れた所で、その光に直角な面が受ける明るさに相当する。
(2) 前方から明かりをとるときは、まぶしさをなくすため、眼と光源を結ぶ線と視線が作る角度は、おおむね30°以上になるようにする。
(3) 全般照明と局部照明を併用する場合、全般照明による照度は、局部照明による照度の15分の1以下になるようにしている。
(4) 室内の彩色で、目の高さ以下の壁や床には、まぶしさを防ぐため濁色を用いるようにする。
(5) 高齢者は、若年者に比較して、一般に、高い照度が必要であるが、水晶体の混濁により、まぶしさを感じやすくなっている場合もあるので、注意が必要である。

問14 厚生労働省の「労働者の心の健康の保持増進のための指針」に基づくメンタルヘルスケアの実施に関する次の記述のうち、適切でないものはどれか。

(1) 「心の健康づくり計画」の策定に当たっては、衛生委員会又は安全衛生委員会において十分調査審議を行う。
(2) 「セルフケア」、「ラインによるケア」、「事業場内産業保健スタッフ等によるケア」及び「事業場外資源によるケア」の四つのケアを継続的かつ計画的に行う。
(3) メンタルヘルスケアを推進するに当たって、労働者の個人情報を主治医等の医療職や家族から取得する際には、あらかじめこれらの情報を取得する目的を労働者に明らかにして承諾を得るとともに、これらの情報は労働者本人から提出を受けることが望ましい。
(4) 労働者の心の健康は、職場配置、人事異動、職場の組織等の要因によって影響を受ける可能性があるため、人事労務管理部門と連携するようにする。
(5) プライバシー保護の観点から、衛生委員会や安全衛生委員会において、ストレスチェック制度に関する調査審議とメンタルヘルスケアに関する調査審議を関連付けて行うことは避ける。

問15 労働者の健康保持増進のために行う健康測定における運動機能検査の項目とその測定種目との組合せとして、誤っているものは次のうちどれか。

(1) 筋力 ……………… 握力
(2) 柔軟性 …………… 座位体前屈
(3) 筋持久力 ………… 上体起こし
(4) 敏しょう性 ……… 踏み台昇降
(5) 全身持久性 ……… 最大酸素摂取量

問16 1,000人を対象としたある疾病のスクリーニング検査の結果と精密検査結果によるその疾病の有無は下表のとおりであった。このスクリーニング検査の偽陽性率及び偽陰性率の近似値の組合せとして、適切なものは(1)～(5)のうちどれか。

ただし、偽陽性率とは、疾病無しの者を陽性と判定する率をいい、偽陰性率とは、疾病有りの者を陰性と判定する率をいうものとする。

精密検査結果による疾病の有無	スクリーニング検査結果(人)	
	陽性	陰性
疾病有り	20	5
疾病無し	200	775

	偽陽性率(%)	偽陰性率(%)
(1)	20.0	0.5
(2)	20.5	20.0
(3)	22.0	25.0
(4)	25.8	0.5
(5)	28.2	20.0

問17 脳血管障害及び虚血性心疾患に関する次の記述のうち、誤っているものはどれか。

(1) 脳血管障害は、脳の血管の病変が原因で生じ、出血性病変、虚血性病変などに分類される。

(2) 出血性の脳血管障害は、脳表面のくも膜下腔(くう)に出血するくも膜下出血、脳実質内に出血する脳出血などに分類される。

(3) くも膜下出血は、通常、脳動脈瘤(りゅう)が破れて数日後に発症し、激しい頭痛を伴う。

(4) 虚血性心疾患は、心筋の一部分に可逆的な虚血が起こる狭心症と、不可逆的な心筋壊(え)死が起こる心筋梗塞とに大別される。

(5) 心筋梗塞では、突然激しい胸痛が起こり、「締め付けられるように痛い」、「胸が苦しい」などの症状が、1時間以上続くこともある。

問18 骨折に関する次の記述のうち、正しいものはどれか。

(1) 単純骨折とは、骨にひびが入った状態をいう。

(2) 複雑骨折とは、骨が多数の骨片に破砕された状態をいう。

(3) 不完全骨折では、骨折端どうしが擦れ合う軋轢(あつれき)音や変形などが認められる。

(4) 脊髄損傷が疑われる場合は、動かさないことを原則とするが、やむを得ず搬送する場合は、負傷者に振動を与えないようにするため、柔らかいマットに乗せる。

(5) 骨折に対する処置として、副子を手や足に当てるときは、骨折部分の上下の関節まで固定できる長さで、かつ、幅の広いものを用いる。

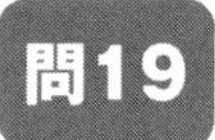

ノロウイルスによる食中毒に関する次の記述のうち、正しいものはどれか。

(1) 食品に付着したウイルスが食品中で増殖し、ウイルスが産生した毒素により発症する。
(2) ウイルスの感染性は、長時間煮沸しても失われない。
(3) 潜伏期間は、1～2日である。
(4) 発生時期は、夏季が多い。
(5) 症状は、筋肉の麻痺などの神経症状が特徴である。

問20

BMIに関する次の記述のうち、正しいものはどれか。

(1) BMIは肥満や低体重（痩せ）の判定に用いられる指数で、この数値が大きいほど肥満の傾向があり、小さいほど痩せの傾向がある。
(2) BMIを算出するには、腹囲の値が必要である。
(3) BMIを算出するには、体脂肪率の値が必要である。
(4) BMIは、内臓脂肪の重量と直線的な比例関係にある。
(5) BMIによる肥満度の判定基準には、男性の方が女性より大きな数値が用いられる。

問21 呼吸に関する次の記述のうち、正しいものはどれか。

(1) 呼吸は、胸膜が運動することで胸腔(くう)内の圧力を変化させ、肺を受動的に伸縮させることにより行われる。
(2) 肺胞内の空気と肺胞を取り巻く毛細血管中の血液との間で行われるガス交換は、内呼吸である。
(3) 通常の呼吸の場合の呼気には、酸素が約16%、二酸化炭素が約4%含まれる。
(4) チェーンストークス呼吸とは、肺機能の低下により呼吸数が増加した状態をいい、喫煙が原因となることが多い。
(5) 身体活動時には、血液中の窒素分圧の上昇により呼吸中枢が刺激され、1回換気量及び呼吸数が増加する。

問22 神経系に関する次の記述のうち、誤っているものはどれか。

(1) 神経細胞の細胞体が集合しているところを、中枢神経系では神経節といい、末梢(しょう)神経系では神経核という。
(2) 大脳の外側の皮質は、神経細胞の細胞体が集合した灰白質で、感覚、運動、思考などの作用を支配する中枢として機能する。
(3) 副交感神経系は、身体の機能を回復に向けて働く神経系で、休息や睡眠状態で活動が高まり、心拍数を減少し、消化管の運動を亢(こう)進する。
(4) 自律神経系は、交感神経系と副交感神経系とに分類され、各種臓器に対して両方の神経が支配している。
(5) 体性神経には感覚器官からの情報を中枢に伝える感覚神経と、中枢からの命令を運動器官に伝える運動神経がある。

問23 心臓及び血液循環に関する次の記述のうち、誤っているものはどれか。

(1) 心臓は、自律神経の中枢で発生した刺激が刺激伝導系を介して心筋に伝わることにより、規則正しく収縮と拡張を繰り返す。
(2) 肺循環により左心房に戻ってきた血液は、左心室を経て大動脈に入る。
(3) 大動脈を流れる血液は動脈血であるが、肺動脈を流れる血液は静脈血である。
(4) 心臓の拍動による動脈圧の変動を末梢の動脈で触知したものを脈拍といい、一般に、手首の橈骨動脈で触知する。
(5) 動脈硬化とは、コレステロールの蓄積などにより、動脈壁が肥厚・硬化して弾力性を失った状態であり、進行すると血管の狭窄や閉塞を招き、臓器への酸素や栄養分の供給が妨げられる。

問24 脂肪の分解・吸収及び脂質の代謝に関する次の記述のうち、誤っているものはどれか。

(1) 脂肪は、膵臓から分泌される消化酵素である膵アミラーゼにより脂肪酸とグリセリンに分解される。
(2) 胆汁は、アルカリ性で、消化酵素は含まないが、食物中の脂肪を乳化させ、脂肪分解の働きを助ける。
(3) 肝臓は、過剰な蛋白質及び糖質を中性脂肪に変換する。
(4) コレステロールやリン脂質は、神経組織の構成成分となる。
(5) 脂質は、糖質や蛋白質に比べて多くのATPを産生するエネルギー源となるが、摂取量が多すぎると肥満の原因となる。

問25 腎臓又は尿に関する次のAからDの記述について、誤っているものの組合せは(1)～(5)のうちどれか。

A 腎臓の皮質にある腎小体では、糸球体から血液中の糖以外の血漿(しょう)成分がボウマン嚢(のう)に濾(こ)し出され、原尿が生成される。

B 腎臓の尿細管では、原尿に含まれる大部分の水分及び身体に必要な成分が血液中に再吸収され、残りが尿として生成される。

C 尿は淡黄色の液体で、固有の臭気を有し、通常、弱酸性である。

D 尿酸は、体内のプリン体と呼ばれる物質の代謝物で、健康診断において尿中の尿酸の量の検査が広く行われている。

(1) A, B
(2) A, C
(3) A, D
(4) B, C
(5) C, D

問26 感覚又は感覚器に関する次の記述のうち、誤っているものはどれか。

(1) 眼軸が短過ぎるために、平行光線が網膜の後方で像を結ぶものを遠視という。
(2) 嗅覚と味覚は化学感覚ともいわれ、物質の化学的性質を認知する感覚である。
(3) 温度感覚は、皮膚のほか口腔(くう)などの粘膜にも存在し、一般に冷覚の方が温覚よりも鋭敏である。
(4) 深部感覚は、筋肉や腱にある受容器から得られる身体各部の位置、運動などを認識する感覚である。
(5) 平衡感覚に関係する器官である前庭及び半規管は、中耳にあって、体の傾きや回転の方向を知覚する。

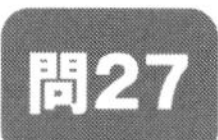

問27

ヒトのホルモン、その内分泌器官及びそのはたらきの組合せとして、誤っているものは次のうちどれか。

	ホルモン	内分泌器官	はたらき
(1)	アルドステロン	副腎髄質	血糖量の増加
(2)	インスリン	膵臓	血糖量の減少
(3)	パラソルモン	副甲状腺	血中のカルシウム量の調節
(4)	プロラクチン	下垂体	黄体形成の促進
(5)	副腎皮質刺激ホルモン	下垂体	副腎皮質の活性化

問28

免疫に関する次の記述のうち、誤っているものはどれか。

(1) 抗原とは、免疫に関係する細胞によって異物として認識される物質のことである。

(2) 抗原となる物質には、蛋白質、糖質などがある。

(3) 抗体とは、体内に入ってきた抗原に対して体液性免疫において作られる免疫グロブリンと呼ばれる蛋白質のことである。

(4) 好中球は白血球の一種であり、偽足を出してアメーバ様運動を行い、体内に侵入してきた細菌などを貪食する。

(5) リンパ球には、血液中の抗体を作るTリンパ球と、細胞性免疫の作用を持つBリンパ球がある。

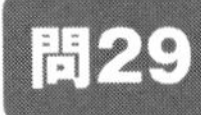

ストレスに関する次の記述のうち、誤っているものはどれか。

(1) 外部からの刺激であるストレッサーは、その形態や程度にかかわらず、自律神経系と内分泌系を介して、心身の活動を抑圧する。
(2) ストレスに伴う心身の反応には、ノルアドレナリン、アドレナリンなどのカテコールアミンや副腎皮質ホルモンが深く関与している。
(3) 昇進、転勤、配置替えなどがストレスの原因となることがある。
(4) 職場環境における騒音、気温、湿度、悪臭などがストレスの原因となることがある。
(5) ストレスにより、高血圧症、狭心症、十二指腸潰瘍などの疾患が生じることがある。

問30

体温調節に関する次の記述のうち、正しいものはどれか。

(1) 体温調節中枢は、間脳の視床下部にある。
(2) 体温調節のように、外部環境が変化しても身体内部の状態を一定に保つ生体の仕組みを同調性といい、筋肉と神経系により調整されている。
(3) 寒冷な環境においては、皮膚の血管が拡張して血流量を増し、皮膚温を上昇させる。
(4) 計算上、体重70kgの人の体表面から10gの汗が蒸発すると、体温が約1℃下がる。
(5) 不感蒸泄(せつ)とは、水分が発汗により失われることをいう。

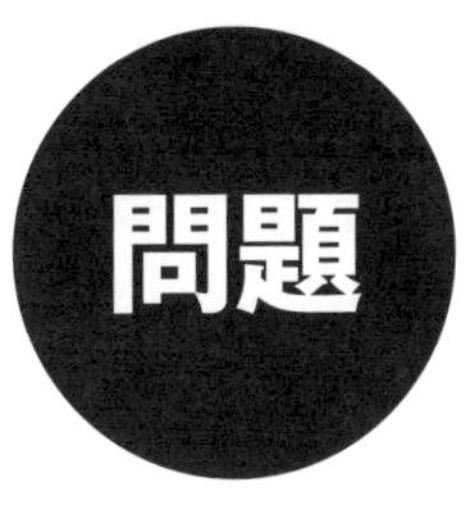

令和5年10月 過去問題 （公表本試験問題）

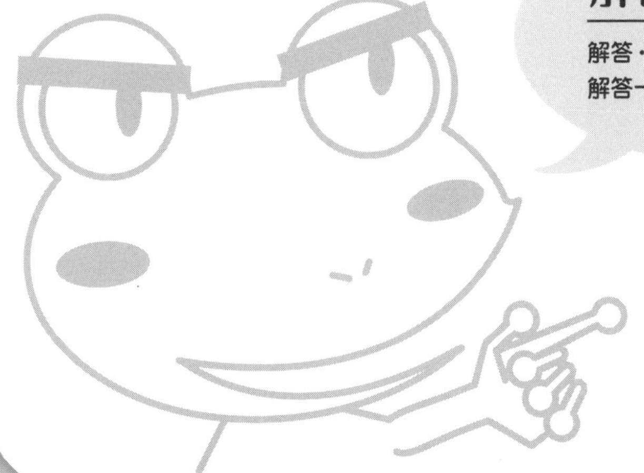

解答はこちら

解答・解説 ………別冊P.19
解答一覧 ………………P.143

問1 事業場の衛生管理体制に関する次の記述のうち、法令上、誤っているものはどれか。
ただし、衛生管理者の選任の特例はないものとする。

(1) 常時300人以上の労働者を使用する各種商品小売業の事業場では、総括安全衛生管理者を選任しなければならない。
(2) 常時50人以上の労働者を使用する通信業の事業場では、第二種衛生管理者免許を受けた者のうちから衛生管理者を選任することができる。
(3) 常時50人以上の労働者を使用する運送業の事業場では、第二種衛生管理者免許を受けた者のうちから衛生管理者を選任することができる。
(4) 常時50人以上の労働者を使用するゴルフ場業の事業場では、第二種衛生管理者免許を有する者のうちから衛生管理者を選任することができる。
(5) 常時50人以上の労働者を使用する旅館業の事業場では、第二種衛生管理者免許を有する者のうちから衛生管理者を選任することができる。

問2 産業医に関する次の記述のうち、法令上、誤っているものはどれか。
ただし、産業医の選任の特例はないものとする。

(1) 産業医を選任しなければならない事業場は、常時50人以上の労働者を使用する事業場である。
(2) 常時使用する労働者数が2,000人を超える事業場では、産業医を2人以上選任しなければならない。
(3) 重量物の取扱い等重激な業務に常時500人以上の労働者を従事させる事業場では、その事業場に専属の産業医を選任しなければならない。
(4) 産業医が、事業者から、毎月1回以上、所定の情報の提供を受けている場合であって、事業者の同意を得ているときは、産業医の作業場等の巡視の頻度を、毎月1回以上から2か月に1回以上にすることができる。

(5) 産業医は、労働者に対する衛生教育に関することであって、医学に関する専門的知識を必要とする事項について、総括安全衛生管理者に対して勧告することができる。

問3 衛生委員会に関する次の記述のうち、法令上、誤っているものはどれか。

(1) 衛生委員会の議長を除く委員の半数については、事業場に労働者の過半数で組織する労働組合がないときは、労働者の過半数を代表する者の推薦に基づき指名しなければならない。
(2) 衛生委員会の議長は、原則として、総括安全衛生管理者又は総括安全衛生管理者以外の者で事業場においてその事業の実施を統括管理するもの若しくはこれに準ずる者のうちから事業者が指名した委員がなるものとする。
(3) 事業場に専属ではないが、衛生管理者として選任している労働衛生コンサルタントを、衛生委員会の委員として指名することができる。
(4) 作業環境測定を外部の作業環境測定機関に委託して実施している場合、当該作業環境測定を実施している作業環境測定士を、衛生委員会の委員として指名することができる。
(5) 衛生委員会の付議事項には、長時間にわたる労働による労働者の健康障害の防止を図るための対策の樹立に関することが含まれる。

問4 労働安全衛生規則に基づく医師による健康診断に関する次の記述のうち、誤っているものはどれか。

(1) 雇入時の健康診断において、医師による健康診断を受けた後3か月を経過しない者が、その健康診断結果を証明する書面を提出したときは、その健康診断の項目に相当する項目を省略することができる。
(2) 雇入時の健康診断の項目のうち、聴力の検査は、1,000Hz及び4,000Hzの音について行わなければならない。

(3) 深夜業を含む業務に常時従事する労働者に対し、6か月以内ごとに1回、定期に、健康診断を行わなければならないが、胸部エックス線検査については、1年以内ごとに1回、定期に、行うことができる。

(4) 定期健康診断を受けた労働者に対し、健康診断を実施した日から3か月以内に、当該健康診断の結果を通知しなければならない。

(5) 定期健康診断の結果に基づき健康診断個人票を作成して、これを5年間保存しなければならない。

問5 事業場の建築物、施設等に関する措置について、労働安全衛生規則の衛生基準に違反していないものは次のうちどれか。

(1) 常時男性35人、女性10人の労働者を使用している事業場で、労働者が臥床することのできる男女別々の休養室又は休養所を設けていない。

(2) 常時50人の労働者を就業させている屋内作業場の気積が、設備の占める容積及び床面から4mを超える高さにある空間を除き450m^{3}となっている。

(3) 日常行う清掃のほか、毎年1回、12月下旬の平日を大掃除の日と決めて大掃除を行っている。

(4) 事業場に附属する食堂の床面積を、食事の際の1人について、0.5m^{2}としている。

(5) 労働衛生上の有害業務を有しない事業場において、窓その他の開口部の直接外気に向かって開放することができる部分の面積が、常時床面積の25分の1である屋内作業場に、換気設備を設けていない。

問6 労働衛生コンサルタントに関する次の記述のうち、法令上、誤っているものはどれか。

(1) 労働衛生コンサルタントは、他人の求めに応じ報酬を得て、労働者の衛生の水準の向上を図るため、事業場の衛生についての診断及びこれに基づく指導を行うことを業とする。

(2) 労働衛生コンサルタント試験には、保健衛生及び労働衛生工学の２つの区分がある。
(3) 労働衛生コンサルタント試験に合格した者は、厚生労働大臣の指定する指定登録機関に備える労働衛生コンサルタント名簿に、氏名、生年月日等所定の事項の登録を受けることにより、労働衛生コンサルタントとなることができる。
(4) 労働衛生コンサルタントが、その業務に関して知り得た秘密を漏らし、又は盗用したときは、その登録を取り消されることがある。
(5) 労働衛生コンサルタントの診断及び指導を受けた事業者は、その記録を作成して、これを３年間保存しなければならない。

問7 **労働安全衛生法に基づく労働者の心理的な負担の程度を把握するための検査（以下「ストレスチェック」という。）及びその結果等に応じて実施される医師による面接指導に関する次の記述のうち、法令上、正しいものはどれか。**

(1) ストレスチェックを受ける労働者について解雇、昇進又は異動に関して直接の権限を持つ監督的地位にある者は、ストレスチェックの実施の事務に従事してはならない。
(2) 事業者は、ストレスチェックの結果が、衛生管理者及びストレスチェックを受けた労働者に通知されるようにしなければならない。
(3) 面接指導を行う医師として事業者が指名できる医師は、当該事業場の産業医に限られる。
(4) 面接指導の結果は、健康診断個人票に記載しなければならない。
(5) 事業者は、面接指導の結果に基づき、当該労働者の健康を保持するため必要な措置について、面接指導が行われた日から３か月以内に、医師の意見を聴かなければならない。

問8 事務室の空気環境の調整に関する次の文中の□内に入れるA及びBの数値の組合せとして、法令上、正しいものは(1)～(5)のうちどれか。

「① 空気調和設備又は機械換気設備を設けている場合は、室に供給される空気が、1気圧、温度25℃とした場合の当該空気中に占める二酸化炭素の含有率が100万分の［A］以下となるように、当該設備を調整しなければならない。

② ①の設備により室に流入する空気が、特定の労働者に直接、継続して及ばないようにし、かつ、室の気流を［B］m/s以下としなければならない。」

	A	B
(1)	1,000	0.3
(2)	1,000	0.5
(3)	2,000	0.3
(4)	2,000	0.5
(5)	2,000	1

問9 労働基準法に定める妊産婦等に関する次の記述のうち、法令上、誤っているものはどれか。

ただし、常時使用する労働者数が10人以上の規模の事業場の場合とし、管理監督者等とは、「監督又は管理の地位にある者等、労働時間、休憩及び休日に関する規定の適用除外者」をいうものとする。

(1) 時間外・休日労働に関する協定を締結し、これを所轄労働基準監督署長に届け出ている場合であっても、妊産婦が請求した場合には、管理監督者等の場合を除き、時間外・休日労働をさせてはならない。

(2) フレックスタイム制を採用している場合であっても、妊産婦が請求した場合には、管理監督者等の場合を除き、1週40時間、1日8時間を超えて労働させてはならない。

(3) 妊産婦が請求した場合には、深夜業をさせてはならない。
(4) 妊娠中の女性が請求した場合においては、他の軽易な業務に転換させなければならない。
(5) 原則として、産後８週間を経過しない女性を就業させてはならない。

問10 週所定労働時間が25時間、週所定労働日数が４日である労働者であって、雇入れの日から起算して５年６か月継続勤務したものに対して、その後１年間に新たに与えなければならない年次有給休暇日数として、法令上、正しいものは次のうちどれか。
　ただし、その労働者はその直前の１年間に全労働日の８割以上出勤したものとする。

(1) 12日
(2) 13日
(3) 14日
(4) 15日
(5) 16日

労働衛生

問11 温熱条件に関する次の記述のうち、誤っているものはどれか。

(1) 温度感覚を左右する環境条件は、気温、湿度及びふく射（放射）熱の三つの要素で決まる。
(2) 実効温度は、人の温熱感に基礎を置いた指標で、気温、湿度及び気流の総合効果を温度目盛りで表したものである。
(3) 相対湿度は、乾球温度と湿球温度によって求められる。
(4) WBGT基準値は、身体に対する負荷が大きな作業の方が、負荷が小さな作業より小さな値となる。

(5) WBGT値がその基準値を超えるおそれのあるときには、冷房などによりWBGT値を低減すること、代謝率レベルの低い作業に変更することなどの対策が必要である。

問12 一般の事務室における換気に関する次のAからDの記述について、誤っているものの組合せは（1）～（5）のうちどれか。

A 人間の呼気の成分の中で、酸素の濃度は約16%、二酸化炭素の濃度は約4%である。

B 新鮮な外気中の酸素濃度は約21%、二酸化炭素濃度は0.3～0.4%程度である。

C 室内の必要換気量（m^3/h）は、次の式により算出される。

$$\frac{\text{室内にいる人が1時間に呼出する二酸化炭素量}(m^3/h)}{\text{室内二酸化炭素基準濃度}(\%)-\text{外気の二酸化炭素濃度}(\%)}\times 100$$

D 必要換気量の算出に当たって、室内二酸化炭素基準濃度は、通常、1%とする。

（1） A，B

（2） A，C

（3） B，C

（4） B，D

（5） C，D

問13 厚生労働省の「情報機器作業における労働衛生管理のためのガイドライン」に基づく措置に関する次の記述のうち、適切でないものはどれか。

（1） ディスプレイとの視距離は、おおむね50cmとし、ディスプレイ画面の上端を眼の高さよりもやや下にしている。

（2） 書類上及びキーボード上における照度を400ルクス程度とし、書類及びキーボード面における明るさと周辺の明るさの差はなるべく小さくしている。

（3） 一連続作業時間が1時間を超えないようにし、次の連続作業までの間に5分の作業休止時間を設け、かつ、一連続作業時間内において2回の小休止を設けている。

(4) 1日の情報機器作業の作業時間が4時間未満である労働者については、自覚症状を訴える者についてのみ、情報機器作業に係る定期健康診断の対象としている。

(5) 情報機器作業に係る定期健康診断において、眼科学的検査と筋骨格系に関する検査のそれぞれの実施日が異なっている。

問14 健康診断における検査項目に関する次の記述のうち、誤っているものはどれか。

(1) HDLコレステロールは、善玉コレステロールとも呼ばれ、低値であることは動脈硬化の危険因子となる。

(2) γ-GTPは、正常な肝細胞に含まれている酵素で、肝細胞が障害を受けると血液中に流れ出し、特にアルコールの摂取で高値を示す特徴がある。

(3) ヘモグロビンA1cは、血液1μL中に含まれるヘモグロビンの数を表す値であり、貧血の有無を調べるために利用される。

(4) 尿素窒素(BUN)は、腎臓から排泄(せつ)される老廃物の一種で、腎臓の働きが低下すると尿中に排泄(せつ)されず、血液中の値が高くなる。

(5) 血清トリグリセライド(中性脂肪)は、食後に値が上昇する脂質で、内臓脂肪が蓄積している者において、空腹時にも高値が持続することは動脈硬化の危険因子となる。

問15 厚生労働省の「職場における受動喫煙防止のためのガイドライン」に関する次のAからDの記述について、誤っているものの組合せは(1)～(5)のうちどれか。

A 第一種施設とは、多数の者が利用する施設のうち、学校、病院、国や地方公共団体の行政機関の庁舎等をいい、「原則敷地内禁煙」とされている。

B 一般の事務所や工場は、第二種施設に含まれ、「原則屋内禁煙」とされている。

C 第二種施設においては、特定の時間を禁煙とする時間分煙が認められている。

D たばこの煙の流出を防止するための技術的基準に適合した喫煙専用室においては、食事はしてはならないが、飲料を飲むことは認められている。

(1) A, B
(2) A, C
(3) B, C
(4) B, D
(5) C, D

問16 労働衛生管理に用いられる統計に関する次の記述のうち、誤っているものはどれか。

(1) 生体から得られたある指標が正規分布である場合、そのばらつきの程度は、平均値や最頻値によって表される。
(2) 集団を比較する場合、調査の対象とした項目のデータの平均値が等しくても分散が異なっていれば、異なった特徴をもつ集団であると評価される。
(3) 健康管理統計において、ある時点での検査における有所見者の割合を有所見率といい、このようなデータを静態データという。
(4) 健康診断において、対象人数、受診者数などのデータを計数データといい、身長、体重などのデータを計量データという。
(5) ある事象と健康事象との間に、統計上、一方が多いと他方も多いというような相関関係が認められたとしても、それらの間に因果関係があるとは限らない。

問17 厚生労働省の「職場における腰痛予防対策指針」に基づき、腰部に著しい負担のかかる作業に常時従事する労働者に対して当該作業に配置する際に行う健康診断の項目として、適切でないものは次のうちどれか。

(1) 既往歴及び業務歴の調査
(2) 自覚症状の有無の検査
(3) 負荷心電図検査
(4) 神経学的検査
(5) 脊柱の検査

問18 脳血管障害及び虚血性心疾患に関する次の記述のうち、誤っているものはどれか。

(1) 虚血性の脳血管障害である脳梗塞は、脳血管自体の動脈硬化性病変による脳血栓症と、心臓や動脈壁の血栓が剥がれて脳血管を閉塞する脳塞栓症に分類される。
(2) くも膜下出血は、通常、脳動脈瘤が破れて数日後、激しい頭痛で発症する。
(3) 虚血性心疾患は、冠動脈による心筋への血液の供給が不足したり途絶えることにより起こる心筋障害である。
(4) 心筋梗塞では、突然激しい胸痛が起こり、「締め付けられるように痛い」、「胸が苦しい」などの症状が、1時間以上続くこともある。
(5) 運動負荷心電図検査は、虚血性心疾患の発見に有用である。

問19 食中毒に関する次の記述のうち、正しいものはどれか。

(1) 感染型食中毒は、食物に付着した細菌そのものの感染によって起こる食中毒で、サルモネラ菌によるものがある。

(2) 赤身魚などに含まれるヒスチジンが細菌により分解されて生成されるヒスタミンは、加熱調理によって分解する。

(3) エンテロトキシンは、フグ毒の主成分で、手足のしびれや呼吸麻痺(ひ)を起こす。

(4) カンピロバクターは、カビの産生する毒素で、腹痛や下痢を起こす。

(5) ボツリヌス菌は、缶詰や真空パックなど酸素のない密封食品中でも増殖するが、熱には弱く、60℃、10分間程度の加熱で殺菌することができる。

問20 身長175cm、体重80kg、腹囲88cmの人のBMIに最も近い値は、次のうちどれか。

(1) 21

(2) 26

(3) 29

(4) 37

(5) 40

労働生理

問21 血液に関する次の記述のうち、誤っているものはどれか。

(1) 血液は、血漿(しょう)成分と有形成分から成り、血漿(しょう)成分は血液容積の約55%を占める。

(2) 血漿(しょう)中の蛋(たん)白質のうち、アルブミンは血液の浸透圧の維持に関与している。

(3) 白血球のうち、好中球には、体内に侵入してきた細菌や異物を貪食する働きがある。

(4) 血小板のうち、リンパ球には、Bリンパ球、Tリンパ球などがあり、これらは免疫反応に関与している。

(5) 血液の凝固は、血漿(しょう)中のフィブリノーゲンがフィブリンに変化し、赤血球などが絡みついて固まる現象である。

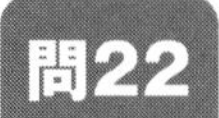

心臓及び血液循環に関する次の記述のうち、誤っているものはどれか。

(1) 心拍数は、左心房に存在する洞結節からの電気刺激によってコントロールされている。
(2) 心臓の拍動による動脈圧の変動を末梢の動脈で触知したものを脈拍といい、一般に、手首の橈骨動脈で触知する。
(3) 心臓自体は、大動脈の起始部から出る冠動脈によって酸素や栄養分の供給を受けている。
(4) 肺循環により左心房に戻ってきた血液は、左心室を経て大動脈に入る。
(5) 大動脈を流れる血液は動脈血であるが、肺動脈を流れる血液は静脈血である。

問23

呼吸に関する次の記述のうち、誤っているものはどれか。

(1) 呼吸運動は、横隔膜、肋間筋などの呼吸筋が収縮と弛緩をすることにより行われる。
(2) 胸郭内容積が増し、その内圧が低くなるにつれ、鼻腔、気管などの気道を経て肺内へ流れ込む空気が吸気である。
(3) 肺胞内の空気と肺胞を取り巻く毛細血管中の血液との間で行われるガス交換は、外呼吸である。
(4) 血液中の二酸化炭素濃度が増加すると、呼吸中枢が刺激され、呼吸が速く深くなる。
(5) 呼吸のリズムをコントロールしているのは、間脳の視床下部である。

問24 摂取した食物中の炭水化物（糖質）、脂質及び蛋白質を分解する消化酵素の組合せとして、正しいものは次のうちどれか。

	炭水化物（糖質）	脂質	蛋白質
(1)	マルターゼ	リパーゼ	トリプシン
(2)	トリプシン	アミラーゼ	ペプシン
(3)	ペプシン	マルターゼ	トリプシン
(4)	ペプシン	リパーゼ	マルターゼ
(5)	アミラーゼ	トリプシン	リパーゼ

問25 肝臓の機能として、誤っているものは次のうちどれか。

(1) コレステロールを合成する。
(2) 尿素を合成する。
(3) ヘモグロビンを合成する。
(4) 胆汁を生成する。
(5) グリコーゲンを合成し、及び分解する。

問26 代謝に関する次の記述のうち、正しいものはどれか。

(1) 代謝において、細胞に取り入れられた体脂肪、グリコーゲンなどが分解されてエネルギーを発生し、ATPが合成されることを同化という。
(2) 代謝において、体内に摂取された栄養素が、種々の化学反応によって、細胞を構成する蛋白質などの生体に必要な物質に合成されることを異化という。
(3) 基礎代謝量は、安静時における心臓の拍動、呼吸、体温保持などに必要な代謝量で、睡眠中の測定値で表される。

(4) エネルギー代謝率は、一定時間中に体内で消費された酸素と排出された二酸化炭素の容積比である。

(5) エネルギー代謝率は、動的筋作業の強度を表すことができるが、精神的作業や静的筋作業には適用できない。

問27

筋肉に関する次の記述のうち、正しいものはどれか。

(1) 横紋筋は、骨に付着して身体の運動の原動力となる筋肉で意志によって動かすことができるが、平滑筋は、心筋などの内臓に存在する筋肉で意志によって動かすことができない。

(2) 筋肉は神経からの刺激によって収縮するが、神経より疲労しにくい。

(3) 荷物を持ち上げたり、屈伸運動を行うときは、筋肉が長さを変えずに外力に抵抗して筋力を発生させる等尺性収縮が生じている。

(4) 強い力を必要とする運動を続けていると、筋肉を構成する個々の筋線維の太さは変わらないが、その数が増えることによって筋肉が太くなり筋力が増強する。

(5) 刺激に対して意識とは無関係に起こる定型的な反応を反射といい、四肢の皮膚に熱いものが触れたときなどに、その肢を体幹に近づけるような反射は屈曲反射と呼ばれる。

問28

耳とその機能に関する次の記述のうち、誤っているものはどれか。

(1) 騒音性難聴は、音を神経に伝達する内耳の聴覚器官の有毛細胞の変性によって起こる。

(2) 耳介で集められた音は、鼓膜を振動させ、その振動は耳小骨によって増幅され、内耳に伝えられる。

(3) 内耳は、前庭、半規管及び蝸(か)牛(うずまき管)の三つの部位からなり、前庭と半規管が平衡感覚、蝸牛が聴覚をそれぞれ分担している。

(4) 前庭は、体の回転の方向や速度を感じ、半規管は、体の傾きの方向や大きさを感じる。

(5) 鼓室は、耳管によって咽頭に通じており、その内圧は外気圧と等しく保たれている。

問29 ストレスに関する次の記述のうち、誤っているものはどれか。

(1) 外部からの刺激であるストレッサーは、その形態や程度にかかわらず、自律神経系と内分泌系を介して、心身の活動を抑圧する。

(2) ストレスに伴う心身の反応には、ノルアドレナリン、アドレナリンなどのカテコールアミンや副腎皮質ホルモンが深く関与している。

(3) 昇進、転勤、配置替えなどがストレスの原因となることがある。

(4) 職場環境における騒音、気温、湿度、悪臭などがストレスの原因となることがある。

(5) ストレスにより、高血圧症、狭心症、十二指腸潰瘍などの疾患が生じることがある。

問30 ヒトのホルモン、その内分泌器官及びそのはたらきの組合せとして、誤っているものは次のうちどれか。

	ホルモン	内分泌器官	はたらき
(1)	ガストリン	胃	胃酸分泌刺激
(2)	アルドステロン	副腎皮質	体液中の塩類バランスの調節
(3)	パラソルモン	副甲状腺	血中のカルシウム量の調節
(4)	コルチゾール	膵臓	血糖量の増加
(5)	副腎皮質刺激ホルモン	下垂体	副腎皮質の活性化

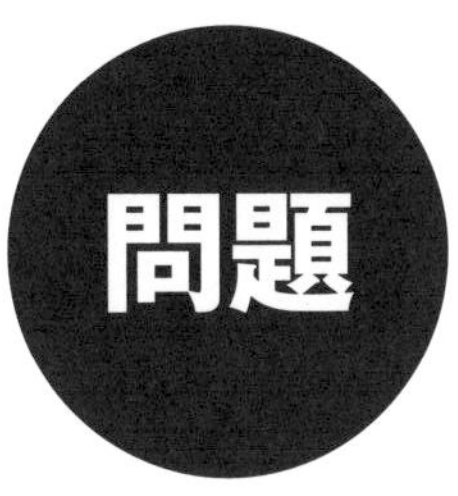

令和5年4月
過去問題
（公表本試験問題）

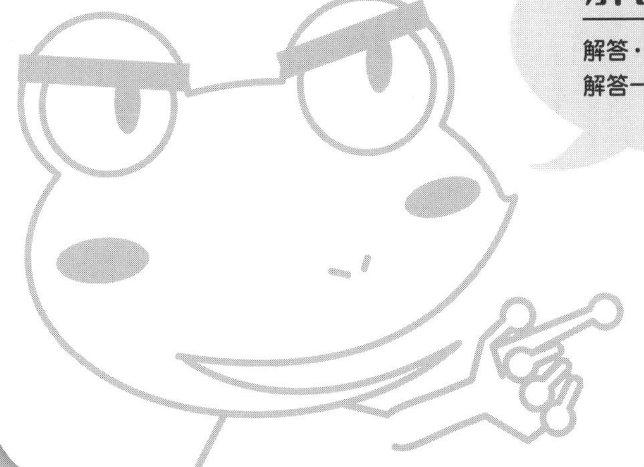

解答はこちら

解答・解説 ………別冊P.35
解答一覧 ………………P.144

関係法令

問1 衛生管理者又は衛生推進者の選任について、法令に違反しているものは次のうちどれか。

ただし、衛生管理者の選任の特例はないものとする。

(1) 常時200人の労働者を使用する医療業の事業場において、衛生工学衛生管理者免許を受けた者のうちから衛生管理者を1人選任している。
(2) 常時200人の労働者を使用する旅館業の事業場において、第二種衛生管理者免許を有する者のうちから衛生管理者を1人選任している。
(3) 常時60人の労働者を使用する電気業の事業場において、第二種衛生管理者免許を有する者のうちから衛生管理者を1人選任している。
(4) 常時600人の労働者を使用する各種商品小売業の事業場において、3人の衛生管理者のうち2人を事業場に専属で第一種衛生管理者免許を有する者のうちから選任し、他の1人を事業場に専属でない労働衛生コンサルタントから選任している。
(5) 常時1,200人の労働者を使用する各種商品卸売業の事業場において、第二種衛生管理者免許を有する者のうちから、衛生管理者を4人選任し、そのうち1人を専任の衛生管理者としているが、他の3人には他の業務を兼務させている。

問2 常時使用する労働者数が100人で、次の業種に属する事業場のうち、法令上、総括安全衛生管理者の選任が義務付けられていないものの業種はどれか。

(1) 林業
(2) 清掃業
(3) 燃料小売業
(4) 建設業

(5) 運送業

問3 衛生委員会に関する次の記述のうち、法令上、正しいものはどれか。

(1) 衛生委員会の議長は、衛生管理者である委員のうちから、事業者が指名しなければならない。
(2) 産業医のうち衛生委員会の委員として指名することができるのは、当該事業場に専属の産業医に限られる。
(3) 衛生管理者として選任しているが事業場に専属でない労働衛生コンサルタントを、衛生委員会の委員として指名することはできない。
(4) 当該事業場の労働者で、作業環境測定を実施している作業環境測定士を衛生委員会の委員として指名することができる。
(5) 衛生委員会は、毎月1回以上開催するようにし、議事で重要なものに係る記録を作成して、これを5年間保存しなければならない。

問4 労働安全衛生規則に基づく医師による健康診断に関する次の記述のうち、誤っているものはどれか。

(1) 深夜業を含む業務に常時従事する労働者に対し、6か月以内ごとに1回、定期に、健康診断を行わなければならないが、胸部エックス線検査については、1年以内ごとに1回、定期に、行うことができる。
(2) 雇入時の健康診断の項目のうち、聴力の検査は、1,000Hz及び4,000Hzの音について行わなければならない。
(3) 雇入時の健康診断において、医師による健康診断を受けた後3か月を経過しない者が、その健康診断結果を証明する書面を提出したときは、その健康診断の項目に相当する項目を省略することができる。
(4) 定期健康診断を受けた労働者に対し、健康診断を実施した日から3か月以内に、当該健康診断の結果を通知しなければならない。

(5) 定期健康診断の結果に基づき健康診断個人票を作成して、これを5年間保存しなければならない。

問5 労働時間の状況等が一定の要件に該当する労働者に対して、法令により実施することが義務付けられている医師による面接指導に関する次の記述のうち、正しいものはどれか。

ただし、新たな技術、商品又は役務の研究開発に係る業務に従事する者及び高度プロフェッショナル制度の対象者はいないものとする。

(1) 面接指導の対象となる労働者の要件は、原則として、休憩時間を除き1週間当たり40時間を超えて労働させた場合におけるその超えた時間が1か月当たり80時間を超え、かつ、疲労の蓄積が認められる者であることとする。

(2) 事業者は、面接指導を実施するため、タイムカードによる記録等の客観的な方法その他の適切な方法により、監督又は管理の地位にある者を除き、労働者の労働時間の状況を把握しなければならない。

(3) 面接指導を行う医師として事業者が指定することのできる医師は、当該事業場の産業医に限られる。

(4) 事業者は、面接指導の対象となる労働者の要件に該当する労働者から面接指導を受ける旨の申出があったときは、申出の日から3か月以内に、面接指導を行わなければならない。

(5) 事業者は、面接指導の結果に基づき、当該面接指導の結果の記録を作成して、これを3年間保存しなければならない。

問6 事務室の設備の定期的な点検等に関する次の記述のうち、法令上、正しいものはどれか。

(1) 機械による換気のための設備については、3か月以内ごとに1回、定期に、異常の有無を点検しなければならない。
(2) 燃焼器具を使用するときは、発熱量が著しく少ないものを除き、1か月以内ごとに1回、定期に、異常の有無を点検しなければならない。
(3) 空気調和設備内に設けられた排水受けについては、原則として、2か月以内ごとに1回、定期に、その汚れ及び閉塞の状況を点検しなければならない。
(4) 空気調和設備の加湿装置については、原則として、2か月以内ごとに1回、定期に、その汚れの状況を点検しなければならない。
(5) 空気調和設備の冷却塔及び冷却水については、原則として、1か月以内ごとに1回、定期に、その汚れの状況を点検し、必要に応じ、その清掃及び換水等を行わなければならない。

問7 労働安全衛生法に基づく心理的な負担の程度を把握するための検査について、医師及び保健師以外の検査の実施者として、次のAからDの者のうち正しいものの組合せは(1)～(5)のうちどれか。

ただし、実施者は、法定の研修を修了した者とする。

A 公認心理師
B 歯科医師
C 衛生管理者
D 産業カウンセラー

(1) A, B
(2) A, D
(3) B, C
(4) B, D
(5) C, D

問8 事業場の建築物、施設等に関する措置について、労働安全衛生規則の衛生基準に違反していないものは次のうちどれか。

(1) 常時男性5人及び女性35人の労働者を使用している事業場で、男女共用の休憩室のほかに、女性用の臥床することのできる休養室を設けているが、男性用の休養室や休養所は設けていない。
(2) 60人の労働者を常時就業させている屋内作業場の気積を、設備の占める容積及び床面から3mを超える高さにある空間を除き600m^3としている。
(3) 労働衛生上の有害業務を有しない事業場において、窓その他の開口部の直接外気に向かって開放することができる部分の面積が、常時床面積の25分の1である屋内作業場に、換気設備を設けていない。
(4) 事業場に附属する食堂の床面積を、食事の際の1人について、0.8m^2としている。
(5) 日常行う清掃のほか、1年以内ごとに1回、定期に、統一的に大掃除を行っている。

問9 労働基準法における労働時間等に関する次の記述のうち、正しいものはどれか。

(1) 1日8時間を超えて労働させることができるのは、時間外労働の協定を締結し、これを所轄労働基準監督署長に届け出た場合に限られている。
(2) 労働時間が8時間を超える場合においては、少なくとも45分の休憩時間を労働時間の途中に与えなければならない。
(3) 機密の事務を取り扱う労働者に対する労働時間に関する規定の適用の除外については、所轄労働基準監督署長の許可を受けなければならない。
(4) フレックスタイム制の清算期間は、3か月以内の期間に限られる。
(5) 満20歳未満の者については、時間外・休日労働をさせることはできない。

問10 週所定労働時間が25時間、週所定労働日数が4日である労働者であって、雇入れの日から起算して4年6か月継続勤務したものに対して、その後1年間に新たに与えなければならない年次有給休暇日数として、法令上、正しいものは次のうちどれか。

ただし、その労働者はその直前の1年間に全労働日の8割以上出勤したものとする。

(1) 9日
(2) 10日
(3) 11日
(4) 12日
(5) 13日

労働衛生

問11 室内に11人の人が入っている事務室において、二酸化炭素濃度を1,000ppm以下に保つために最小限必要な換気量（m^3/h）に最も近いものは次のうちどれか。

ただし、外気の二酸化炭素濃度を400ppm、室内にいる人の1人当たりの呼出二酸化炭素量を$0.02m^3/h$とする。

(1) $19m^3/h$
(2) $37m^3/h$
(3) $190m^3/h$
(4) $370m^3/h$
(5) $740m^3/h$

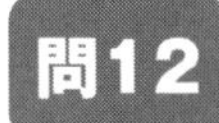

温熱条件に関する次の記述のうち、誤っているものはどれか。

(1) 温度感覚を左右する環境条件は、気温、湿度及びふく射(放射)熱の三つの要素で決まる。
(2) 熱中症はⅠ度からⅢ度までに分類され、このうちⅢ度が最も重症である。
(3) WBGTは、暑熱環境による熱ストレスの評価に用いられる指標で、日射がない場合は、自然湿球温度と黒球温度の測定値から算出される。
(4) WBGT基準値は、暑熱順化者に用いる値の方が、暑熱非順化者に用いる値より大きな値となる。
(5) 相対湿度とは、空気中の水蒸気圧とその温度における飽和水蒸気圧との比を百分率で示したものである。

問13

労働衛生対策を進めるに当たっては、作業環境管理、作業管理及び健康管理が必要であるが、次のAからEの対策例について、作業管理に該当するものの組合せは(1)～(5)のうちどれか。

A 座位での情報機器作業における作業姿勢は、椅子に深く腰をかけて背もたれに背を十分あて、履き物の足裏全体が床に接した姿勢を基本とする。
B 情報機器作業において、書類上及びキーボード上における照度を400ルクス程度とする。
C 高温多湿作業場所において労働者を作業に従事させる場合には、計画的に、暑熱順化期間を設ける。
D 空気調和設備を設け、事務室内の気温を調節する。
E 介護作業等腰部に著しい負担のかかる作業に従事する労働者に対し、腰痛予防体操を実施させる。

(1) A, B
(2) A, C

(3) B, E

(4) C, D

(5) D, E

問14 厚生労働省の「労働者の心の健康の保持増進のための指針」に基づくメンタルヘルス対策に関する次のAからDの記述について、誤っているものの組合せは(1)～(5)のうちどれか。

A メンタルヘルスケアを中長期的視点に立って継続的かつ計画的に行うため策定する「心の健康づくり計画」は、各事業場における労働安全衛生に関する計画の中に位置付けることが望ましい。

B「心の健康づくり計画」の策定に当たっては、プライバシー保護の観点から、衛生委員会や安全衛生委員会での調査審議は避ける。

C「セルフケア」、「家族によるケア」、「ラインによるケア」及び「事業場外資源によるケア」の四つのケアを効果的に推進する。

D「セルフケア」とは、労働者自身がストレスや心の健康について理解し、自らのストレスを予防、軽減する、又はこれに対処することである。

(1) A, B

(2) A, C

(3) A, D

(4) B, C

(5) C, D

問15 厚生労働省の「職場における受動喫煙防止のためのガイドライン」において、「喫煙専用室」を設置する場合に満たすべき事項として定められていないものは、次のうちどれか。

(1) 喫煙専用室の出入口において、室外から室内に流入する空気の気流が、0.2m/s以上であること。
(2) 喫煙専用室の出入口における室外から室内に流入する空気の気流について、6か月以内ごとに1回、定期に測定すること。
(3) 喫煙専用室のたばこの煙が室内から室外に流出しないよう、喫煙専用室は、壁、天井等によって区画されていること。
(4) 喫煙専用室のたばこの煙が屋外又は外部の場所に排気されていること。
(5) 喫煙専用室の出入口の見やすい箇所に必要事項を記載した標識を掲示すること。

問16 労働衛生管理に用いられる統計に関する次の記述のうち、誤っているものはどれか。

(1) 生体から得られたある指標が正規分布である場合、そのばらつきの程度は、平均値及び中央値によって表される。
(2) 集団を比較する場合、調査の対象とした項目のデータの平均値が等しくても分散が異なっていれば、異なった特徴をもつ集団であると評価される。
(3) 健康管理統計において、ある時点での集団に関するデータを静態データといい、「有所見率」は静態データの一つである。
(4) ある事象と健康事象との間に、統計上、一方が多いと他方も多いというような相関関係が認められたとしても、それらの間に因果関係があるとは限らない。
(5) 健康診断において、対象人数、受診者数などのデータを計数データといい、身長、体重などのデータを計量データという。

問17

脳血管障害及び虚血性心疾患に関する次の記述のうち、誤っているものはどれか。

(1) 出血性の脳血管障害は、脳表面のくも膜下腔(くう)に出血するくも膜下出血、脳実質内に出血する脳出血などに分類される。

(2) 虚血性の脳血管障害である脳梗塞は、脳血管自体の動脈硬化性病変による脳塞栓症と、心臓や動脈壁の血栓が剥がれて脳血管を閉塞する脳血栓症に分類される。

(3) 高血圧性脳症は、急激な血圧上昇が誘因となって、脳が腫脹(ちょう)する病気で、頭痛、悪心、嘔(おう)吐、意識障害、視力障害、けいれんなどの症状がみられる。

(4) 虚血性心疾患は、心筋の一部分に可逆的な虚血が起こる狭心症と、不可逆的な心筋壊(え)死が起こる心筋梗塞とに大別される。

(5) 運動負荷心電図検査は、虚血性心疾患の発見に有用である。

問18

食中毒に関する次の記述のうち、誤っているものはどれか。

(1) 黄色ブドウ球菌による食中毒は、食品に付着した菌が食品中で増殖した際に生じる毒素により発症する。

(2) サルモネラ菌による食中毒は、鶏卵が原因となることがある。

(3) 腸炎ビブリオ菌は、熱に強い。

(4) ボツリヌス菌は、缶詰、真空パック食品など酸素のない食品中で増殖して毒性の強い神経毒を産生し、筋肉の麻痺(ひ)症状を起こす。

(5) ノロウイルスの失活化には、煮沸消毒又は塩素系の消毒剤が効果的である。

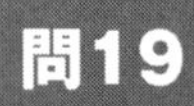

感染症に関する次の記述のうち、誤っているものはどれか。

(1) 人間の抵抗力が低下した場合は、通常、多くの人には影響を及ぼさない病原体が病気を発症させることがあり、これを日和見感染という。

(2) 感染が成立しているが、症状が現れない状態が継続することを不顕性感染という。

(3) 感染が成立し、症状が現れるまでの人をキャリアといい、感染したことに気付かずに病原体をばらまく感染源になることがある。

(4) 感染源の人が咳やくしゃみをして、唾液などに混じった病原体が飛散することにより感染することを空気感染といい、インフルエンザや普通感冒の代表的な感染経路である。

(5) インフルエンザウイルスにはA型、B型及びC型の三つの型があるが、流行の原因となるのは、主として、A型及びB型である。

問20 厚生労働省の「事業場における労働者の健康保持増進のための指針」に基づく健康保持増進対策に関する次の記述のうち、適切でないものはどれか。

(1) 健康保持増進対策の推進に当たっては、事業者が労働者等の意見を聴きつつ事業場の実態に即した取組を行うため、労使、産業医、衛生管理者等で構成される衛生委員会等を活用する。

(2) 健康測定の結果に基づき行う健康指導には、運動指導、メンタルヘルスケア、栄養指導、口腔保健指導、保健指導が含まれる。

(3) 健康保持増進措置は、主に生活習慣上の課題を有する労働者の健康状態の改善を目指すために個々の労働者に対して実施するものと、事業場全体の健康状態の改善や健康増進に係る取組の活性化等、生活習慣上の課題の有無に関わらず労働者を集団として捉えて実施するものがある。

(4) 健康保持増進に関する課題の把握や目標の設定等においては、労働者の健康状態等を客観的に把握できる数値を活用することが望ましい。

(5) 健康測定とは、健康指導を行うために実施される調査、測定等のことをいい、疾病の早期発見に重点をおいた健康診断の各項目の結果を健康測定に活用することはできない。

労働生理

問21 呼吸に関する次の記述のうち、正しいものはどれか。

(1) 呼吸は、胸膜が運動することで胸腔（くう）内の圧力を変化させ、肺を受動的に伸縮させることにより行われる。

(2) 肺胞内の空気と肺胞を取り巻く毛細血管中の血液との間で行われるガス交換は、内呼吸である。

(3) 成人の呼吸数は、通常、1分間に16～20回であるが、食事、入浴、発熱などによって増加する。

(4) チェーンストークス呼吸とは、肺機能の低下により呼吸数が増加した状態をいい、喫煙が原因となることが多い。

(5) 身体活動時には、血液中の窒素分圧の上昇により呼吸中枢が刺激され、1回換気量及び呼吸数が増加する。

問22 心臓及び血液循環に関する次の記述のうち、誤っているものはどれか。

(1) 心臓は、自律神経の中枢で発生した刺激が刺激伝導系を介して心筋に伝わることにより、規則正しく収縮と拡張を繰り返す。

(2) 肺循環により左心房に戻ってきた血液は、左心室を経て大動脈に入る。

(3) 大動脈を流れる血液は動脈血であるが、肺動脈を流れる血液は静脈血である。

(4) 心臓の拍動による動脈圧の変動を末梢の動脈で触知したものを脈拍といい、一般に、手首の橈骨動脈で触知する。

(5) 心臓自体は、大動脈の起始部から出る冠動脈によって酸素や栄養分の供給を受けている。

問23 下の図は、脳などの正中縦断面であるが、図中に　で示すAからEの部位に関する次の記述のうち、誤っているものはどれか。

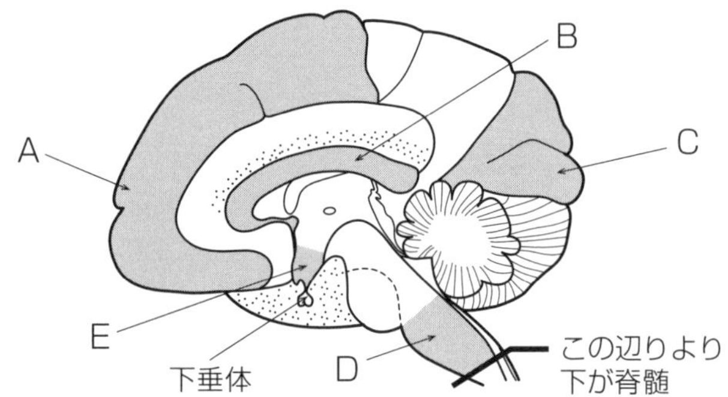

(1) Aは、大脳皮質の前頭葉で、運動機能中枢、運動性言語中枢及び精神機能中枢がある。

(2) Bは、小脳で、体の平衡を保つ中枢がある。

(3) Cは、大脳皮質の後頭葉で、視覚中枢がある。

(4) Dは、延髄で、呼吸運動、循環器官・消化器官の働きなど、生命維持に重要な機能の中枢がある。

(5) Eは、間脳の視床下部で、自律神経系の中枢がある。

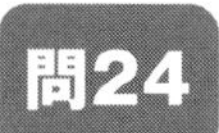

摂取した食物中の炭水化物（糖質）、脂質及び蛋白質を分解する消化酵素の組合せとして、正しいものは次のうちどれか。

	炭水化物（糖質）	脂質	蛋白質
(1)	マルターゼ	リパーゼ	トリプシン
(2)	トリプシン	アミラーゼ	ペプシン
(3)	ペプシン	マルターゼ	トリプシン
(4)	ペプシン	リパーゼ	マルターゼ
(5)	アミラーゼ	トリプシン	リパーゼ

問25 腎臓・泌尿器系に関する次の記述のうち、誤っているものはどれか。

(1) 糸球体では、血液中の蛋白質以外の血漿成分がボウマン嚢に濾し出され、原尿が生成される。
(2) 尿細管では、原尿に含まれる大部分の水分、電解質、栄養分などが血液中に再吸収される。
(3) 尿の生成・排出により、体内の水分の量やナトリウムなどの電解質の濃度を調節するとともに、生命活動によって生じた不要な物質を排出する。
(4) 尿の約95%は水分で、約5%が固形物であるが、その成分は全身の健康状態をよく反映するので、尿検査は健康診断などで広く行われている。
(5) 血液中の尿素窒素（BUN）の値が低くなる場合は、腎臓の機能の低下が考えられる。

問26 血液に関する次の記述のうち、誤っているものはどれか。

(1) 血液は、血漿と有形成分から成り、有形成分は赤血球、白血球及び血小板から成る。
(2) 血漿中の蛋白質のうち、グロブリンは血液浸透圧の維持に関与し、アルブミンは免疫物質の抗体を含む。
(3) 血液中に占める血球（主に赤血球）の容積の割合をヘマトクリットといい、男性で約45%、女性で約40%である。
(4) 血液の凝固は、血漿中のフィブリノーゲンがフィブリンに変化し、赤血球などが絡みついて固まる現象である。
(5) ABO式血液型は、赤血球の血液型分類の一つで、A型の血清は抗B抗体を持つ。

問27 感覚又は感覚器に関する次の記述のうち、誤っているものはどれか。

(1) 眼軸が短過ぎるために、平行光線が網膜の後方で像を結ぶものを遠視という。
(2) 嗅覚と味覚は化学感覚ともいわれ、物質の化学的性質を認知する感覚である。
(3) 温度感覚は、皮膚のほか口腔などの粘膜にも存在し、一般に温覚の方が冷覚よりも鋭敏である。
(4) 深部感覚は、筋肉や腱にある受容器から得られる身体各部の位置、運動などを認識する感覚である。
(5) 中耳にある鼓室は、耳管によって咽頭に通じており、その内圧は外気圧と等しく保たれている。

問28 免疫に関する次の記述のうち、誤っているものはどれか。

(1) 抗原とは、免疫に関係する細胞によって異物として認識される物質のことである。
(2) 抗原となる物質には、蛋白質、糖質などがある。
(3) 抗原に対する免疫が、逆に、人体の組織や細胞に傷害を与えてしまうことをアレルギーといい、主なアレルギー性疾患としては、気管支ぜんそく、アトピー性皮膚炎などがある。
(4) 免疫の機能が失われたり低下したりすることを免疫不全といい、免疫不全になると、感染症にかかりやすくなったり、がんに罹患しやすくなったりする。
(5) 免疫には、リンパ球が産生する抗体によって病原体を攻撃する細胞性免疫と、リンパ球などが直接に病原体などを取り込んで排除する体液性免疫の二つがある。

問29 筋肉に関する次の記述のうち、正しいものはどれか。

(1) 横紋筋は、骨に付着して身体の運動の原動力となる筋肉で意志によって動かすことができるが、平滑筋は、心筋などの内臓に存在する筋肉で意志によって動かすことができない。
(2) 筋肉は神経からの刺激によって収縮するが、神経より疲労しにくい。
(3) 荷物を持ち上げたり、屈伸運動を行うときは、筋肉が長さを変えずに外力に抵抗して筋力を発生させる等尺性収縮が生じている。
(4) 強い力を必要とする運動を続けていると、筋肉を構成する個々の筋線維の太さは変わらないが、その数が増えることによって筋肉が太くなり筋力が増強する。
(5) 筋肉自体が収縮して出す最大筋力は、筋肉の断面積1cm^{2}当たりの平均値をとると、性差、年齢差がほとんどない。

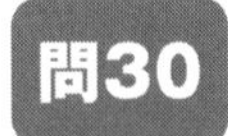

睡眠に関する次の記述のうち、誤っているものはどれか。

(1) 入眠の直後にはノンレム睡眠が生じ、これが不十分な時には、日中に眠気を催しやすい。

(2) 副交感神経系は、身体の機能を回復に向けて働く神経系で、休息や睡眠状態で活動が高まり、心拍数を減少し、消化管の運動を亢進する。

(3) 睡眠と覚醒のリズムは、体内時計により約１日の周期に調節されており、体内時計の周期を外界の24時間周期に適切に同調させることができないために生じる睡眠の障害を、概日リズム睡眠障害という。

(4) 睡眠と食事は深く関係しているため、就寝直前の過食は、肥満のほか不眠を招くことになる。

(5) 脳下垂体から分泌されるセクレチンは、夜間に分泌が上昇するホルモンで、睡眠と覚醒のリズムの調節に関与している。

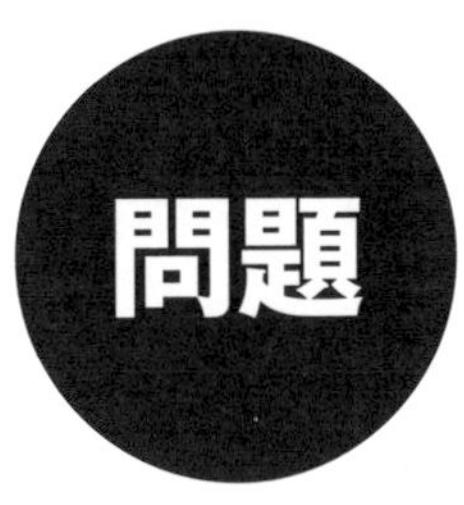

令和4年10月
過去問題
（公表本試験問題）

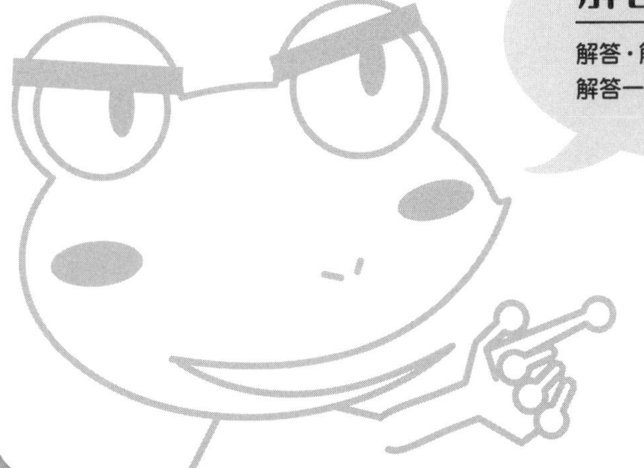

解答はこちら

解答・解説 ………別冊P.51
解答一覧 …………………P.145

問1 事業場の衛生管理体制に関する次の記述のうち、法令上、誤っているものはどれか。

ただし、衛生管理者の選任の特例はないものとする。

(1) 常時200人以上の労働者を使用する各種商品小売業の事業場では、総括安全衛生管理者を選任しなければならない。
(2) 常時1,000人を超え2,000人以下の労働者を使用する事業場では、4人以上の衛生管理者を選任しなければならない。
(3) 常時50人以上の労働者を使用する燃料小売業の事業場では、第二種衛生管理者免許を受けた者のうちから衛生管理者を選任することができる。
(4) 2人以上の衛生管理者を選任する場合、そのうち1人についてはその事業場に専属でない労働衛生コンサルタントのうちから選任することができる。
(5) 衛生管理者を選任したときは、遅滞なく、法定の様式による報告書を、所轄労働基準監督署長に提出しなければならない。

問2 総括安全衛生管理者に関する次の記述のうち、法令上、誤っているものはどれか。

(1) 総括安全衛生管理者は、事業場においてその事業の実施を統括管理する者又はこれに準ずる者を充てなければならない。
(2) 都道府県労働局長は、労働災害を防止するため必要があると認めるときは、総括安全衛生管理者の業務の執行について事業者に勧告することができる。
(3) 総括安全衛生管理者は、選任すべき事由が発生した日から14日以内に選任しなければならない。
(4) 総括安全衛生管理者を選任したときは、遅滞なく、選任報告書を、所轄労働基準監督署長に提出しなければならない。
(5) 危険性又は有害性等の調査及びその結果に基づき講ずる措置に関することは、総括安全衛生管理者が統括管理する業務のうちの一つである。

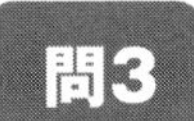

問3 **産業医に関する次の記述のうち、法令上、誤っているものはどれか。ただし、産業医の選任の特例はないものとする。**

(1) 常時使用する労働者数が50人以上の事業場において、厚生労働大臣の指定する者が行う産業医研修の修了者等の所定の要件を備えた医師であっても、当該事業場においてその事業の実施を統括管理する者は、産業医として選任することはできない。

(2) 産業医が、事業者から、毎月1回以上、所定の情報の提供を受けている場合であって、事業者の同意を得ているときは、産業医の作業場等の巡視の頻度を、毎月1回以上から2か月に1回以上にすることができる。

(3) 事業者は、産業医が辞任したとき又は産業医を解任したときは、遅滞なく、その旨及びその理由を衛生委員会又は安全衛生委員会に報告しなければならない。

(4) 事業者は、専属の産業医が旅行、疾病、事故その他やむを得ない事由によって職務を行うことができないときは、代理者を選任しなければならない。

(5) 事業者が産業医に付与すべき権限には、労働者の健康管理等を実施するために必要な情報を労働者から収集することが含まれる。

問4 **労働安全衛生規則に基づく次の定期健康診断項目のうち、厚生労働大臣が定める基準に基づき、医師が必要でないと認めるときは、省略することができる項目に該当しないものはどれか。**

(1) 自覚症状の有無の検査

(2) 腹囲の検査

(3) 胸部エックス線検査

(4) 心電図検査

(5) 血中脂質検査

問5 労働時間の状況等が一定の要件に該当する労働者に対して、法令により実施することが義務付けられている医師による面接指導に関する次の記述のうち、正しいものはどれか。

ただし、新たな技術、商品又は役務の研究開発に係る業務に従事する者及び高度プロフェッショナル制度の対象者はいないものとする。

(1) 面接指導の対象となる労働者の要件は、原則として、休憩時間を除き1週間当たり40時間を超えて労働させた場合におけるその超えた時間が1か月当たり100時間を超え、かつ、疲労の蓄積が認められる者であることとする。

(2) 事業者は、面接指導を実施するため、タイムカードによる記録等の客観的な方法その他の適切な方法により、労働者の労働時間の状況を把握しなければならない。

(3) 面接指導の結果は、健康診断個人票に記載しなければならない。

(4) 事業者は、面接指導の結果に基づき、労働者の健康を保持するために必要な措置について、原則として、面接指導が行われた日から3か月以内に、医師の意見を聴かなければならない。

(5) 事業者は、面接指導の結果に基づき、当該面接指導の結果の記録を作成して、これを3年間保存しなければならない。

問6 労働安全衛生法に基づく心理的な負担の程度を把握するための検査について、医師及び保健師以外の検査の実施者として、次のAからDの者のうち正しいものの組合せは(1)~(5)のうちどれか。

ただし、実施者は、法定の研修を修了した者とする。

A 歯科医師

B 労働衛生コンサルタント

C 衛生管理者

D 公認心理師

(1) A, B
(2) A, D
(3) B, C
(4) B, D
(5) C, D

問7 事務室の空気環境の測定、設備の点検等に関する次の記述のうち、法令上、誤っているものはどれか。

(1) 中央管理方式の空気調和設備を設けた建築物内の事務室については、空気中の一酸化炭素及び二酸化炭素の含有率を、6か月以内ごとに1回、定期に、測定しなければならない。
(2) 事務室の建築、大規模の修繕又は大規模の模様替を行ったときは、その事務室における空気中のホルムアルデヒドの濃度を、その事務室の使用を開始した日以後所定の時期に1回、測定しなければならない。
(3) 燃焼器具を使用するときは、発熱量が著しく少ないものを除き、毎日、異常の有無を点検しなければならない。
(4) 事務室において使用する機械による換気のための設備については、2か月以内ごとに1回、定期に、異常の有無を点検しなければならない。
(5) 空気調和設備内に設けられた排水受けについては、原則として、1か月以内ごとに1回、定期に、その汚れ及び閉塞の状況を点検しなければならない。

問8 ある屋内作業場の床面から4mをこえない部分の容積が150m^3であり、かつ、このうちの設備の占める部分の容積が55m^3であるとき、法令上、常時就業させることのできる最大の労働者数は次のうちどれか。

(1) 4人

(2) 9人
(3) 10人
(4) 15人
(5) 19人

問9 労働基準法に定める妊産婦等に関する次の記述のうち、法令上、誤っているものはどれか。

ただし、常時使用する労働者数が10人以上の規模の事業場の場合とし、管理監督者等とは、「監督又は管理の地位にある者等、労働時間、休憩及び休日に関する規定の適用除外者」をいうものとする。

(1) 時間外・休日労働に関する協定を締結し、これを所轄労働基準監督署長に届け出ている場合であっても、妊産婦が請求した場合には、管理監督者等の場合を除き、時間外・休日労働をさせてはならない。
(2) 1か月単位の変形労働時間制を採用している場合であっても、妊産婦が請求した場合には、管理監督者等の場合を除き、1週40時間、1日8時間を超えて労働させてはならない。
(3) 1年単位の変形労働時間制を採用している場合であっても、妊産婦が請求した場合には、管理監督者等の場合を除き、1週40時間、1日8時間を超えて労働させてはならない。
(4) 妊娠中の女性が請求した場合には、管理監督者等の場合を除き、他の軽易な業務に転換させなければならない。
(5) 生理日の就業が著しく困難な女性が休暇を請求したときは、その者を生理日に就業させてはならない。

問10 週所定労働時間が25時間、週所定労働日数が4日である労働者であって、雇入れの日から起算して3年6か月継続勤務したものに対して、その後1年間に新たに与えなければならない年次有給休暇日数として、法令上、正しいものは次のうちどれか。

ただし、その労働者はその直前の1年間に全労働日の8割以上出勤したものとする。

(1) 8日
(2) 10日
(3) 12日
(4) 14日
(5) 16日

問11 事務室内において、空気を外気と入れ換えて二酸化炭素濃度を1,000ppm以下に保った状態で、在室することのできる最大の人数は次のうちどれか。

　ただし、外気の二酸化炭素濃度を400ppm、外気と入れ換える空気量を600m^3/h、1人当たりの呼出二酸化炭素量を0.016m^3/hとする。

(1) 10人
(2) 14人
(3) 18人
(4) 22人
(5) 26人

問12 照明、採光などに関する次の記述のうち、誤っているものはどれか。

(1) 1ルクス(lx)は、1カンデラ(cd)の光源から、1m離れた所において、光軸に垂直な面が受ける明るさをいう。
(2) 部屋の彩色として、目の高さ以下は、まぶしさを防ぎ安定感を出すために濁色とし、目より上方の壁や天井は、明るい色を用いるとよい。
(3) 全般照明と局部照明を併用する場合、全般照明による照度は、局部照明による照度の5分の1程度としている。
(4) 前方から明かりを取るときは、まぶしさをなくすため、眼と光源を結ぶ線と視線とがなす角度が、40°以上になるように光源の位置を決めている。
(5) 照明設備は、1年以内ごとに1回、定期に点検し、異常があれば電球の交換などを行っている。

問13 暑熱環境の程度を示すWBGTに関する次の記述のうち、誤っているものはどれか。

(1) WBGTは、気温、湿度及び気流の三つの要素から暑熱環境の程度を示す指標として用いられ、その単位は気温と同じ℃で表される。
(2) 日射がある場合のWBGT値は、自然湿球温度、黒球温度及び気温（乾球温度）の値から算出される。
(3) WBGTには、基準値が定められており、WBGT値がWBGT基準値を超えている場合は、熱中症にかかるリスクが高まっていると判断される。
(4) WBGT基準値は、身体に対する負荷が大きな作業の方が、負荷が小さな作業より小さな値となる。
(5) WBGT基準値は、暑熱順化者に用いる値の方が、暑熱非順化者に用いる値より大きな値となる。

問14 厚生労働省の「職場における受動喫煙防止のためのガイドライン」において、「喫煙専用室」を設置する場合に満たすべき事項として定められていないものは、次のうちどれか。

(1) 喫煙専用室の出入口において、室外から室内に流入する空気の気流が、0.2m/s以上であること。
(2) 喫煙専用室のたばこの煙が室内から室外に流出しないよう、喫煙専用室は、壁、天井等によって区画されていること。
(3) 喫煙専用室の出入口における室外から室内に流入する空気の気流について、6か月以内ごとに1回、定期に測定すること。
(4) 喫煙専用室のたばこの煙が屋外又は外部の場所に排気されていること。
(5) 喫煙専用室の出入口の見やすい箇所に必要事項を記載した標識を掲示すること。

問15 厚生労働省の「事業者が講ずべき快適な職場環境の形成のための措置に関する指針」において、快適な職場環境の形成のための措置の実施に関し、考慮すべき事項とされていないものは次のうちどれか。

(1) 継続的かつ計画的な取組
(2) 快適な職場環境の基準値の達成
(3) 労働者の意見の反映
(4) 個人差への配慮
(5) 潤いへの配慮

問16 厚生労働省の「職場における腰痛予防対策指針」に基づく腰痛予防対策に関する次の記述のうち、正しいものはどれか。

(1) 腰部保護ベルトは、重量物取扱い作業に従事する労働者全員に使用させるようにする。
(2) 重量物取扱い作業の場合、満18歳以上の男性労働者が人力のみにより取り扱う物の重量は、体重のおおむね50%以下となるようにする。
(3) 重量物取扱い作業の場合、満18歳以上の女性労働者が人力のみにより取り扱う物の重量は、男性が取り扱うことのできる重量の60%位までとする。
(4) 重量物取扱い作業に常時従事する労働者に対しては、当該作業に配置する際及びその後1年以内ごとに1回、定期に、医師による腰痛の健康診断を行う。
(5) 立ち作業の場合は、身体を安定に保持するため、床面は弾力性のない硬い素材とし、クッション性のない作業靴を使用する。

問17

虚血性心疾患に関する次の記述のうち、誤っているものはどれか。

(1) 虚血性心疾患は、門脈による心筋への血液の供給が不足したり途絶えることにより起こる心筋障害である。
(2) 虚血性心疾患発症の危険因子には、高血圧、喫煙、脂質異常症などがある。
(3) 虚血性心疾患は、心筋の一部分に可逆的な虚血が起こる狭心症と、不可逆的な心筋壊死が起こる心筋梗塞とに大別される。
(4) 心筋梗塞では、突然激しい胸痛が起こり、「締め付けられるように痛い」、「胸が苦しい」などの症状が長時間続き、1時間以上になることもある。
(5) 狭心症の痛みの場所は、心筋梗塞とほぼ同じであるが、その発作が続く時間は、通常数分程度で、長くても15分以内におさまることが多い。

問18

メタボリックシンドロームの診断基準に関する次の文中の［　　］内に入れるAからCの語句の組合せとして、正しいものは(1)～(5)のうちどれか。

「日本では、内臓脂肪の蓄積があり、かつ、血中脂質(中性脂肪、HDLコレステロール)、［ A ］、［ B ］の三つのうち［ C ］が基準値から外れている場合にメタボリックシンドロームと診断される。」

	A	B	C
(1)	血圧	空腹時血糖	いずれか一つ
(2)	血圧	空腹時血糖	二つ以上
(3)	γ-GTP	空腹時血糖	二つ以上
(4)	γ-GTP	尿蛋白	いずれか一つ
(5)	γ-GT	尿蛋白	二つ以上

問19 労働衛生管理に用いられる統計に関する次の記述のうち、誤っているものはどれか。

(1) ある事象と健康事象との間に、統計上、一方が多いと他方も多いというような相関関係が認められたとしても、それらの間に因果関係があるとは限らない。
(2) 集団を比較する場合、調査の対象とした項目のデータの平均値が等しくても分散が異なっていれば、異なった特徴をもつ集団であると評価される。
(3) 健康管理統計において、ある時点での検査における有所見者の割合を有所見率といい、一定期間において有所見とされた人の割合を発生率という。
(4) 生体から得られたある指標が正規分布である場合、そのばらつきの程度は、平均値や最頻値によって表される。
(5) 静態データとは、ある時点の集団に関するデータであり、動態データとは、ある期間の集団に関するデータである。

問20 食中毒に関する次の記述のうち、誤っているものはどれか。

(1) 毒素型食中毒は、食物に付着した細菌により産生された毒素によって起こる食中毒で、ボツリヌス菌によるものがある。
(2) 感染型食中毒は、食物に付着した細菌そのものの感染によって起こる食中毒で、サルモネラ菌によるものがある。
(3) O-157は、ベロ毒素を産生する大腸菌で、腹痛や出血を伴う水様性の下痢などを起こす。
(4) ノロウイルスによる食中毒は、冬季に集団食中毒として発生することが多く、潜伏期間は、1～2日間である。
(5) 腸炎ビブリオ菌は、熱に強い。

労働生理

問21 呼吸に関する次の記述のうち、正しいものはどれか。

(1) 呼吸は、胸膜が運動することで胸腔（くう）内の圧力を変化させ、肺を受動的に伸縮させることにより行われる。
(2) 肺胞内の空気と肺胞を取り巻く毛細血管中の血液との間で行われるガス交換は、内呼吸である。
(3) 成人の呼吸数は、通常、1分間に16～20回であるが、食事、入浴、発熱などによって増加する。
(4) チェーンストークス呼吸とは、肺機能の低下により呼吸数が増加した状態をいい、喫煙が原因となることが多い。
(5) 身体活動時には、血液中の窒素分圧の上昇により呼吸中枢が刺激され、1回換気量及び呼吸数が増加する。

問22 心臓及び血液循環に関する次の記述のうち、誤っているものはどれか。

(1) 心臓は、自律神経の中枢で発生した刺激が刺激伝導系を介して心筋に伝わることにより、規則正しく収縮と拡張を繰り返す。
(2) 肺循環により左心房に戻ってきた血液は、左心室を経て大動脈に入る。
(3) 大動脈を流れる血液は動脈血であるが、肺動脈を流れる血液は静脈血である。
(4) 心臓の拍動による動脈圧の変動を末梢（しょう）の動脈で触知したものを脈拍といい、一般に、手首の橈（とう）骨動脈で触知する。
(5) 心筋は不随意筋であるが、骨格筋と同様に横紋筋に分類される。

問23 体温調節に関する次の記述のうち、正しいものはどれか。

(1) 体温調節中枢は、脳幹の延髄にある。

(2) 暑熱な環境においては、内臓の血流量が増加し体内の代謝活動が亢進することにより、人体からの熱の放散が促進される。

(3) 体温調節のように、外部環境が変化しても身体内部の状態を一定に保つ生体の仕組みを同調性といい、筋肉と神経系により調整されている。

(4) 計算上、体重70kgの人の体表面から10gの汗が蒸発すると、体温が約1℃下がる。

(5) 発汗のほかに、皮膚及び呼気から水分を蒸発させている現象を不感蒸泄という。

問24 ヒトのホルモン、その内分泌器官及びそのはたらきの組合せとして、誤っているものは次のうちどれか。

	ホルモン	内分泌器官	はたらき
(1)	ガストリン	胃	胃酸分泌刺激
(2)	アルドステロン	副腎皮質	体液中の塩類バランスの調節
(3)	パラソルモン	副甲状腺	血中のカルシウム量の調節
(4)	コルチゾール	膵臓	血糖量の増加
(5)	副腎皮質刺激ホルモン	下垂体	副腎皮質の活性化

問25 腎臓又は尿に関する次の記述のうち、正しいものはどれか。

(1) 血中の老廃物は、尿細管からボウマン嚢に濾し出される。

(2) 血中の蛋白質は、糸球体からボウマン嚢に濾し出される。

(3) 血中のグルコースは、糸球体からボウマン嚢に濾し出される。
(4) 原尿中に濾し出された電解質の多くは、ボウマン嚢から血中に再吸収される。
(5) 原尿中に濾し出された水分の大部分は、そのまま尿として排出される。

問26

耳とその機能に関する次の記述のうち、誤っているものはどれか。

(1) 耳は、聴覚と平衡感覚をつかさどる器官で、外耳、中耳及び内耳の三つの部位に分けられる。
(2) 耳介で集められた音は、鼓膜を振動させ、その振動は耳小骨によって増幅され、内耳に伝えられる。
(3) 内耳は、前庭、半規管及び蝸牛（うずまき管）の三つの部位からなり、前庭と半規管が平衡感覚、蝸牛が聴覚をそれぞれ分担している。
(4) 半規管は、体の傾きの方向や大きさを感じ、前庭は、体の回転の方向や速度を感じる。
(5) 鼓室は、耳管によって咽頭に通じており、その内圧は外気圧と等しく保たれている。

問27

神経系に関する次の記述のうち、誤っているものはどれか。

(1) 神経細胞（ニューロン）は、神経系を構成する基本的な単位で、通常、1個の細胞体、1本の軸索及び複数の樹状突起から成る。
(2) 脊髄では、中心部が灰白質であり、その外側が白質である。
(3) 大脳では、内側の髄質が白質であり、外側の皮質が灰白質である。
(4) 体性神経には感覚器官からの情報を中枢に伝える感覚神経と、中枢からの命令を運動器官に伝える運動神経がある。
(5) 交感神経系は、心拍数を増加し、消化管の運動を亢進する。

問28　血液に関する次の記述のうち、誤っているものはどれか。

(1) 血液は、血漿成分と有形成分から成り、血漿成分は血液容積の約55%を占める。
(2) 血漿中の蛋白質のうち、アルブミンは血液の浸透圧の維持に関与している。
(3) 白血球のうち、好中球には、体内に侵入してきた細菌や異物を貪食する働きがある。
(4) 血小板のうち、リンパ球には、Bリンパ球、Tリンパ球などがあり、これらは免疫反応に関与している。
(5) 血液の凝固は、血漿中のフィブリノーゲンがフィブリンに変化し、赤血球などが絡みついて固まる現象である。

問29　肝臓の機能として、誤っているものは次のうちどれか。

(1) コレステロールを合成する。
(2) 尿素を合成する。
(3) ビリルビンを分解する。
(4) 胆汁を生成する。
(5) 血液凝固物質や血液凝固阻止物質を合成する。

問30 脂肪の分解・吸収及び脂質の代謝に関する次の記述のうち、誤っているものはどれか。

(1) 胆汁は、アルカリ性で、消化酵素は含まないが、食物中の脂肪を乳化させ、脂肪分解の働きを助ける。

(2) 脂肪は、膵臓から分泌される消化酵素である膵アミラーゼにより脂肪酸とグリセリンに分解され、小腸の絨毛から吸収される。

(3) 肝臓は、過剰な蛋白質及び糖質を中性脂肪に変換する。

(4) コレステロールやリン脂質は、神経組織の構成成分となる。

(5) 脂質は、糖質や蛋白質に比べて多くのATPを産生することができるので、エネルギー源として優れている。

MEMO

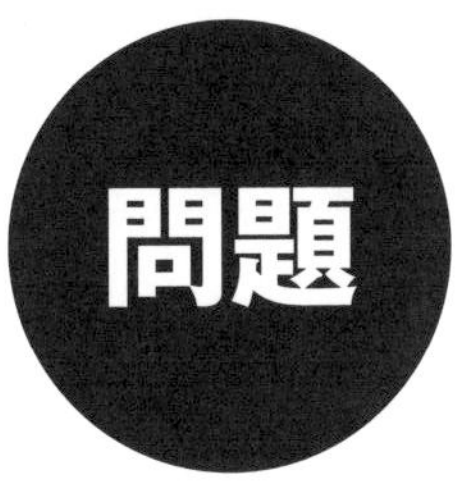

令和４年４月 過去問題 （公表本試験問題）

解答はこちら

解答・解説 ………別冊P.67
解答一覧 ………………P.146

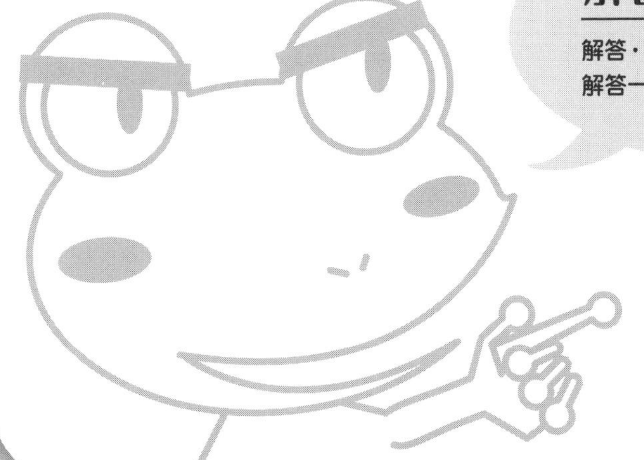

関係法令

問1 事業場の衛生管理体制に関する次の記述のうち、法令上、誤っているものはどれか。

ただし、衛生管理者及び産業医の選任の特例はないものとする。

(1) 常時200人以上の労働者を使用する各種商品小売業の事業場では、総括安全衛生管理者を選任しなければならない。

(2) 常時1,000人を超え2,000人以下の労働者を使用する事業場では、4人以上の衛生管理者を選任しなければならない。

(3) 常時50人以上の労働者を使用する通信業の事業場では、第二種衛生管理者免許を受けた者のうちから衛生管理者を選任することができる。

(4) 2人以上の衛生管理者を選任する場合、そのうち1人についてはその事業場に専属でない労働衛生コンサルタントのうちから選任することができる。

(5) 常時700人の労働者を使用し、そのうち深夜業を含む業務に常時500人以上の労働者を従事させる事業場では、その事業場に専属の産業医を選任しなければならない。

問2 衛生委員会に関する次の記述のうち、法令上、正しいものはどれか。

(1) 衛生委員会の議長は、衛生管理者である委員のうちから、事業者が指名しなければならない。

(2) 衛生委員会の議長を除く委員の半数は、事業場に労働者の過半数で組織する労働組合があるときにおいてはその労働組合、労働者の過半数で組織する労働組合がないときにおいては労働者の過半数を代表する者が指名しなければならない。

(3) 衛生管理者として選任しているが事業場に専属でない労働衛生コンサルタントを、衛生委員会の委員として指名することはできない。

(4) 衛生委員会の付議事項には、労働者の精神的健康の保持増進を図るための対策の樹立に関することが含まれる。

(5) 衛生委員会は、毎月１回以上開催するようにし、議事で重要なものに係る記録を作成して、これを５年間保存しなければならない。

問3 総括安全衛生管理者又は産業医に関する次の記述のうち、法令上、誤っているものはどれか。

ただし、産業医の選任の特例はないものとする。

(1) 総括安全衛生管理者は、事業場においてその事業の実施を統括管理する者をもって充てなければならない。

(2) 都道府県労働局長は、労働災害を防止するため必要があると認めるときは、総括安全衛生管理者の業務の執行について事業者に勧告することができる。

(3) 総括安全衛生管理者が旅行、疾病、事故その他やむを得ない事由によって職務を行うことができないときは、代理者を選任しなければならない。

(4) 産業医は、衛生委員会を開催した都度作成する議事概要を、毎月１回以上、事業者から提供されている場合には、作業場等の巡視の頻度を、毎月１回以上から２か月に１回以上にすることができる。

(5) 事業者は、産業医から労働者の健康管理等について勧告を受けたときは、当該勧告の内容及び当該勧告を踏まえて講じた措置の内容（措置を講じない場合にあっては、その旨及びその理由）を記録し、これを３年間保存しなければならない。

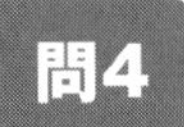

労働安全衛生規則に基づく医師による雇入時の健康診断に関する次の記述のうち、誤っているものはどれか。

(1) 医師による健康診断を受けた後3か月を経過しない者を雇い入れる場合、その健康診断の結果を証明する書面の提出があったときは、その健康診断の項目に相当する雇入時の健康診断の項目は省略することができる。

(2) 雇入時の健康診断では、40歳未満の者について医師が必要でないと認めるときは、貧血検査、肝機能検査等一定の検査項目を省略することができる。

(3) 事業場において実施した雇入時の健康診断の項目に異常の所見があると診断された労働者については、その結果に基づき、健康を保持するために必要な措置について、健康診断が行われた日から3か月以内に、医師の意見を聴かなければならない。

(4) 雇入時の健康診断の結果に基づき、健康診断個人票を作成して、これを5年間保存しなければならない。

(5) 常時50人以上の労働者を使用する事業場であっても、雇入時の健康診断の結果については、所轄労働基準監督署長に報告する必要はない。

問5

事業場の建築物、施設等に関する措置について、労働安全衛生規則の衛生基準に違反していないものは次のうちどれか。

(1) 日常行う清掃のほか、1年以内ごとに1回、定期に、統一的に大掃除を行っている。

(2) 男性25人、女性25人の労働者を常時使用している事業場で、労働者が臥床することのできる休養室又は休養所を男性用と女性用に区別して設けていない。

(3) 60人の労働者を常時就業させている屋内作業場の気積が、設備の占める容積及び床面から4mを超える高さにある空間を除き、500m^{3}となっている。

(4) 事業場に附属する食堂の床面積を、食事の際の1人について、0.8m^{2}としている。

(5) 労働衛生上の有害業務を有しない事業場において、窓その他の開口部の直接外気に向かって開放することができる部分の面積が、常時床面積の15分の1である屋内作業場に、換気設備を設けていない。

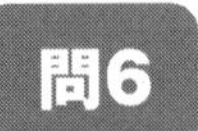

問6 雇入れ時の安全衛生教育に関する次の記述のうち、法令上、正しいものはどれか。

(1) 常時使用する労働者が10人未満である事業場では、教育を省略することができる。
(2) 1か月以内の期間を定めて雇用する者については、危険又は有害な業務に従事する者を除き、教育を省略することができる。
(3) 飲食店の事業場においては、教育事項のうち、「作業手順に関すること」については省略することができる。
(4) 旅館業の事業場においては、教育事項のうち、「作業開始時の点検に関すること」については省略することができる。
(5) 教育を行ったときは、教育の受講者、教育内容等の記録を作成して、これを1年間保存しなければならない。

問7 労働安全衛生法に基づく労働者の心理的な負担の程度を把握するための検査（以下「ストレスチェック」という。）及びその結果等に応じて実施される医師による面接指導に関する次の記述のうち、法令上、正しいものはどれか。

(1) 常時50人以上の労働者を使用する事業場においては、6か月以内ごとに1回、定期に、ストレスチェックを行わなければならない。
(2) 事業者は、ストレスチェックの結果が、衛生管理者及びストレスチェックを受けた労働者に通知されるようにしなければならない。
(3) 労働者に対して行うストレスチェックの事項は、「職場における当該労働者の心理的な負担の原因」、「当該労働者の心理的な負担による心身の自覚症状」及び「職場における他の労働者による当該労働者への支援」に関する項目である。
(4) 事業者は、ストレスチェックの結果、心理的な負担の程度が高い労働者全員に対し、医師による面接指導を行わなければならない。
(5) 事業者は、医師による面接指導の結果に基づき、当該面接指導の結果の記録を作成して、これを3年間保存しなければならない。

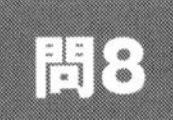

事務室の空気環境の測定、設備の点検等に関する次の記述のうち、法令上、誤っているものはどれか。

(1) 燃焼器具を使用するときは、発熱量が著しく少ないものを除き、毎日、異常の有無を点検しなければならない。
(2) 事務室において使用する機械による換気のための設備については、2か月以内ごとに1回、定期に、異常の有無を点検しなければならない。
(3) 空気調和設備内に設けられた排水受けについては、原則として、1か月以内ごとに1回、定期に、その汚れ及び閉塞の状況を点検し、必要に応じ、その清掃等を行わなければならない。
(4) 中央管理方式の空気調和設備を設けた建築物内の事務室については、空気中の一酸化炭素及び二酸化炭素の含有率を、3か月以内ごとに1回、定期に、測定しなければならない。
(5) 事務室の建築、大規模の修繕又は大規模の模様替を行ったときは、その事務室における空気中のホルムアルデヒドの濃度を、その事務室の使用を開始した日以後所定の時期に1回、測定しなければならない。

問9

週所定労働時間が25時間、週所定労働日数が4日である労働者であって、雇入れの日から起算して3年6か月継続勤務したものに対して、その後1年間に新たに与えなければならない年次有給休暇日数として、法令上、正しいものは次のうちどれか。

　ただし、その労働者はその直前の1年間に全労働日の8割以上出勤したものとする。

(1) 8日
(2) 10日
(3) 12日
(4) 14日
(5) 16日

問10 労働基準法に定める妊産婦等に関する次の記述のうち、法令上、誤っているものはどれか。

ただし、常時使用する労働者数が10人以上の規模の事業場の場合とし、管理監督者等とは、「監督又は管理の地位にある者等、労働時間、休憩及び休日に関する規定の適用除外者」をいうものとする。

(1) 妊産婦とは、妊娠中の女性及び産後1年を経過しない女性をいう。

(2) 妊娠中の女性が請求した場合においては、他の軽易な業務に転換させなければならない。

(3) 1年単位の変形労働時間制を採用している場合であっても、妊産婦が請求した場合には、管理監督者等の場合を除き、1週40時間、1日8時間を超えて労働させてはならない。

(4) フレックスタイム制を採用している場合であっても、妊産婦が請求した場合には、管理監督者等の場合を除き、1週40時間、1日8時間を超えて労働させてはならない。

(5) 生理日の就業が著しく困難な女性が休暇を請求したときは、その者を生理日に就業させてはならない。

問11 一般の事務室における換気に関する次のAからDの記述について、誤っているものの組合せは（1）～（5）のうちどれか。

A 人間の呼気の成分の中で、酸素の濃度は約16%、二酸化炭素の濃度は約4%である。

B 新鮮な外気中の酸素濃度は約21%、二酸化炭素濃度は0.3～0.4%程度である。

C 室内の必要換気量（m^3/h）は、次の式により算出される。

$$\frac{\text{室内にいる人が1時間に呼出する二酸化炭素量}(m^3/h)}{\text{室内二酸化炭素基準濃度}(\%)-\text{外気の二酸化炭素濃度}(\%)}\times 100$$

D 必要換気量の算出に当たって、室内二酸化炭素基準濃度は、通常、1%とする。

(1) A, B
(2) A, C
(3) B, C
(4) B, D
(5) C, D

問12 温熱条件に関する次の記述のうち、誤っているものはどれか。

(1) WBGTは、日射がない場合は、自然湿球温度と黒球温度の測定値から算出される。
(2) 熱中症はⅠ度からⅢ度までに分類され、このうちⅢ度が最も重症である。
(3) WBGT基準値は、健康な作業者を基準に、ばく露されてもほとんどの者が有害な影響を受けないレベルに相当するものとして設定されている。
(4) WBGT基準値は、身体に対する負荷が大きな作業の方が、負荷が小さな作業より小さな値となる。

(5) 温度感覚を左右する環境条件は、気温、湿度及びふく射（放射）熱の三つの要素で決まる。

問13 照明、採光などに関する次の記述のうち、誤っているものはどれか。

(1) 北向きの窓では、直射日光はほとんど入らないが一年中平均した明るさが得られる。

(2) 全般照明と局部照明を併用する場合、全般照明による照度は、局部照明による照度の5分の1程度としている。

(3) 前方から明かりを取るときは、まぶしさをなくすため、眼と光源を結ぶ線と視線とがなす角度が、40°以上になるように光源の位置を決めている。

(4) 照明設備は、1年以内ごとに1回、定期に点検し、異常があれば電球の交換などを行っている。

(5) 部屋の彩色として、目の高さ以下は、まぶしさを防ぎ安定感を出すために濁色とし、目より上方の壁や天井は、明るい色を用いるとよい。

問14 厚生労働省の「職場における受動喫煙防止のためのガイドライン」において、「喫煙専用室」を設置する場合に満たすべき事項として定められていないものは、次のうちどれか。

(1) 喫煙専用室の出入口において、室外から室内に流入する空気の気流が、0.2m/s以上であること。

(2) 喫煙専用室の出入口における室外から室内に流入する空気の気流について、6か月以内ごとに1回、定期に測定すること。

(3) 喫煙専用室のたばこの煙が室内から室外に流出しないよう、喫煙専用室は、壁、天井等によって区画されていること。

(4) 喫煙専用室のたばこの煙が屋外又は外部の場所に排気されていること。

(5) 喫煙専用室の出入口の見やすい箇所に必要事項を記載した標識を掲示すること。

問15 労働衛生管理に用いられる統計に関する次の記述のうち、誤っているものはどれか。

(1) 健康診断において、対象人数、受診者数などのデータを計数データといい、身長、体重などのデータを計量データという。
(2) 生体から得られたある指標が正規分布である場合、そのばらつきの程度は、平均値や最頻値によって表される。
(3) 集団を比較する場合、調査の対象とした項目のデータの平均値が等しくても分散が異なっていれば、異なった特徴をもつ集団であると評価される。
(4) ある事象と健康事象との間に、統計上、一方が多いと他方も多いというような相関関係が認められたとしても、それらの間に因果関係があるとは限らない。
(5) 静態データとは、ある時点の集団に関するデータであり、動態データとは、ある期間の集団に関するデータである。

問16 厚生労働省の「職場における腰痛予防対策指針」に基づく腰痛予防対策に関する次の記述のうち、正しいものはどれか。

(1) 作業動作、作業姿勢についての作業標準の策定は、その作業に従事する全ての労働者に一律な作業をさせることになり、個々の労働者の腰痛の発生要因の排除又は低減ができないため、腰痛の予防対策としては適切ではない。
(2) 重量物取扱い作業の場合、満18歳以上の男性労働者が人力のみにより取り扱う物の重量は、体重のおおむね50%以下となるようにする。
(3) 重量物取扱い作業の場合、満18歳以上の女性労働者が人力のみにより取り扱う物の重量は、男性が取り扱うことのできる重量の60%位までとする。
(4) 重量物取扱い作業に常時従事する労働者に対しては、当該作業に配置する際及びその後1年以内ごとに1回、定期に、医師による腰痛の健康診断を行う。
(5) 腰部保護ベルトは、重量物取扱い作業に従事する労働者全員に使用させるようにする。

問17 厚生労働省の「労働安全衛生マネジメントシステムに関する指針」に関する次の記述のうち、誤っているものはどれか。

(1) この指針は、労働安全衛生法の規定に基づき機械、設備、化学物質等による危険又は健康障害を防止するため事業者が講ずべき具体的な措置を定めるものではない。
(2) このシステムは、生産管理等事業実施に係る管理と一体となって運用されるものである。
(3) このシステムでは、事業者は、事業場における安全衛生水準の向上を図るための安全衛生に関する基本的考え方を示すものとして、安全衛生方針を表明し、労働者及び関係請負人その他の関係者に周知させる。
(4) このシステムでは、事業者は、安全衛生方針に基づき設定した安全衛生目標を達成するため、事業場における危険性又は有害性等の調査の結果等に基づき、一定の期間を限り、安全衛生計画を作成する。
(5) 事業者は、このシステムに従って行う措置が適切に実施されているかどうかについて調査及び評価を行うため、外部の機関による監査を受けなければならない。

問18 メタボリックシンドローム診断基準に関する次の文中の［　　］内に入れるAからDの語句又は数値の組合せとして、正しいものは(1)～(5)のうちどれか。

「日本人のメタボリックシンドローム診断基準で、腹部肥満（［A］脂肪の蓄積）とされるのは、腹囲が男性では［B］cm以上、女性では［C］cm以上の場合であり、この基準は、男女とも［A］脂肪面積が［D］cm^2以上に相当する。」

	A	B	C	D
(1)	内臓	85	90	100
(2)	内臓	85	90	200
(3)	内臓	90	85	100
(4)	皮下	90	85	200
(5)	皮下	100	90	200

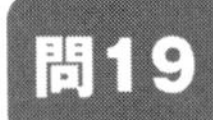

食中毒に関する次の記述のうち、正しいものはどれか。

(1) 毒素型食中毒は、食物に付着した細菌により産生された毒素によって起こる食中毒で、サルモネラ菌によるものがある。
(2) 感染型食中毒は、食物に付着した細菌そのものの感染によって起こる食中毒で、黄色ブドウ球菌によるものがある。
(3) O-157は、腸管出血性大腸菌の一種で、加熱不足の食肉などから摂取され、潜伏期間は3～5日である。
(4) ボツリヌス菌は、缶詰や真空パックなど酸素のない密封食品中でも増殖するが、熱には弱く、60℃、10分間程度の加熱で殺菌することができる。
(5) ノロウイルスによる食中毒は、ウイルスに汚染された食品を摂取することにより発症し、夏季に集団食中毒として発生することが多い。

問20

感染症に関する次の記述のうち、誤っているものはどれか。

(1) 人間の抵抗力が低下した場合は、通常、多くの人には影響を及ぼさない病原体が病気を発症させることがあり、これを不顕性感染という。
(2) 感染が成立し、症状が現れるまでの人をキャリアといい、感染したことに気付かずに病原体をばらまく感染源になることがある。
(3) 微生物を含む飛沫の水分が蒸発して、5μm以下の小粒子として長時間空気中に浮遊し、空調などを通じて感染することを空気感染という。
(4) 風しんは、発熱、発疹、リンパ節腫脹を特徴とするウイルス性発疹症で、免疫のない女性が妊娠初期に風しんにかかると、胎児に感染し出生児が先天性風しん症候群（CRS）となる危険性がある。
(5) インフルエンザウイルスにはA型、B型及びC型の三つの型があるが、流行の原因となるのは、主として、A型及びB型である。

問21 呼吸に関する次の記述のうち、誤っているものはどれか。

(1) 呼吸運動は、横隔膜、肋間筋などの呼吸筋が収縮と弛緩をすることにより行われる。
(2) 胸郭内容積が増し、その内圧が低くなるにつれ、鼻腔、気管などの気道を経て肺内へ流れ込む空気が吸気である。
(3) 肺胞内の空気と肺胞を取り巻く毛細血管中の血液との間で行われるガス交換を外呼吸という。
(4) 呼吸数は、通常、1分間に16～20回で、成人の安静時の1回呼吸量は、約500mLである。
(5) 呼吸のリズムをコントロールしているのは、間脳の視床下部である。

問22 心臓及び血液循環に関する次の記述のうち、誤っているものはどれか。

(1) 大動脈及び肺動脈を流れる血液は、酸素に富む動脈血である。
(2) 体循環では、血液は左心室から大動脈に入り、静脈血となって右心房に戻ってくる。
(3) 心筋は人間の意思によって動かすことができない不随意筋であるが、随意筋である骨格筋と同じ横紋筋に分類される。
(4) 心臓の中にある洞結節（洞房結節）で発生した刺激が、刺激伝導系を介して心筋に伝わることにより、心臓は規則正しく収縮と拡張を繰り返す。
(5) 動脈硬化とは、コレステロールの蓄積などにより、動脈壁が肥厚・硬化して弾力性を失った状態であり、進行すると血管の狭窄や閉塞を招き、臓器への酸素や栄養分の供給が妨げられる。

問23 体温調節に関する次の記述のうち、誤っているものはどれか。

(1) 寒冷な環境においては、皮膚の血管が収縮して血流量が減って、熱の放散が減少する。
(2) 暑熱な環境においては、内臓の血流量が増加し体内の代謝活動が亢進することにより、人体からの熱の放散が促進される。
(3) 体温調節にみられるように、外部環境などが変化しても身体内部の状態を一定に保とうとする性質を恒常性（ホメオスタシス）という。
(4) 計算上、100gの水分が体重70kgの人の体表面から蒸発すると、気化熱が奪われ、体温が約1℃下がる。
(5) 熱の放散は、ふく射（放射）、伝導、蒸発などの物理的な過程で行われ、蒸発には、発汗と不感蒸泄によるものがある。

問24 肝臓の機能として、誤っているものは次のうちどれか。

(1) 血液中の身体に有害な物質を分解する。
(2) ブドウ糖をグリコーゲンに変えて蓄える。
(3) ビリルビンを分解する。
(4) 血液凝固物質を合成する。
(5) 血液凝固阻止物質を合成する。

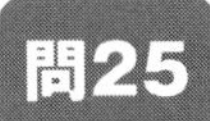

次のうち、正常値に男女による差がないとされているものはどれか。

(1) 赤血球数
(2) ヘモグロビン濃度
(3) ヘマトクリット値
(4) 白血球数
(5) 基礎代謝量

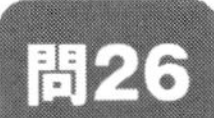

蛋白質並びにその分解、吸収及び代謝に関する次の記述のうち、誤っているものはどれか。

(1) 蛋白質は、約20種類のアミノ酸が結合してできており、内臓、筋肉、皮膚など人体の臓器等を構成する主成分である。
(2) 蛋白質は、膵臓から分泌される消化酵素である膵リパーゼなどによりアミノ酸に分解され、小腸から吸収される。
(3) 血液循環に入ったアミノ酸は、体内の各組織において蛋白質に再合成される。
(4) 肝臓では、アミノ酸から血漿蛋白質が合成される。
(5) 飢餓時には、肝臓などでアミノ酸などからブドウ糖を生成する糖新生が行われる。

問27 視覚に関する次の記述のうち、誤っているものはどれか。

(1) 眼は、周りの明るさによって瞳孔の大きさが変化して眼に入る光量が調節され、暗い場合には瞳孔が広がる。

(2) 眼軸が短すぎることなどにより、平行光線が網膜の後方で像を結ぶものを遠視という。

(3) 角膜が歪(ゆが)んでいたり、表面に凹凸があるために、眼軸などに異常がなくても、物体の像が網膜上に正しく結ばれないものを乱視という。

(4) 網膜には、明るい所で働き色を感じる錐(すい)状体と、暗い所で働き弱い光を感じる杆(かん)状体の２種類の視細胞がある。

(5) 明るいところから急に暗いところに入ると、初めは見えにくいが徐々に見えやすくなることを明順応という。

問28 ヒトのホルモン、その内分泌器官及びそのはたらきの組合せとして、誤っているものは次のうちどれか。

	ホルモン	内分泌器官	はたらき
(1)	コルチゾール	副腎皮質	血糖量の増加
(2)	アルドステロン	副腎皮質	体液中の塩類バランスの調節
(3)	メラトニン	副甲状腺	体液中のカルシウムバランスの調節
(4)	インスリン	膵(すい)臓	血糖量の減少
(5)	アドレナリン	副腎髄質	血糖量の増加

問29 代謝に関する次の記述のうち、正しいものはどれか。

(1) 代謝において、細胞に取り入れられた体脂肪、グリコーゲンなどが分解されてエネルギーを発生する過程を同化という。
(2) 代謝において、体内に摂取された栄養素が、種々の化学反応によって、細胞を構成する蛋白質などの生体に必要な物質に合成されることを異化という。
(3) 基礎代謝量は、安静時における心臓の拍動、呼吸、体温保持などに必要な代謝量で、睡眠中の測定値で表される。
(4) エネルギー代謝率は、一定時間中に体内で消費された酸素と排出された二酸化炭素の容積比である。
(5) エネルギー代謝率は、動的筋作業の強度を表すことができるが、静的筋作業には適用できない。

問30 腎臓・泌尿器系に関する次の記述のうち、誤っているものはどれか。

(1) 腎臓の皮質にある腎小体では、糸球体から蛋白質以外の血漿成分がボウマン嚢に濾し出され、原尿が生成される。
(2) 腎臓の尿細管では、原尿に含まれる大部分の水分及び身体に必要な成分が血液中に再吸収され、残りが尿として生成される。
(3) 尿は淡黄色の液体で、固有の臭気を有し、通常、弱酸性である。
(4) 尿の生成・排出により、体内の水分の量やナトリウムなどの電解質の濃度を調節するとともに、生命活動によって生じた不要な物質を排出する。
(5) 血液中の尿素窒素（BUN）の値が低くなる場合は、腎臓の機能の低下が考えられる。

MEMO

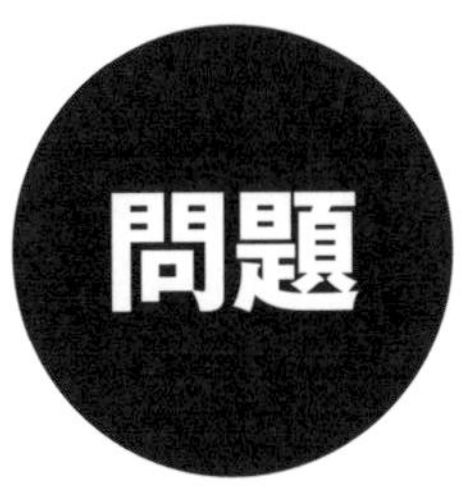

令和3年10月
過去問題
（公表本試験問題）

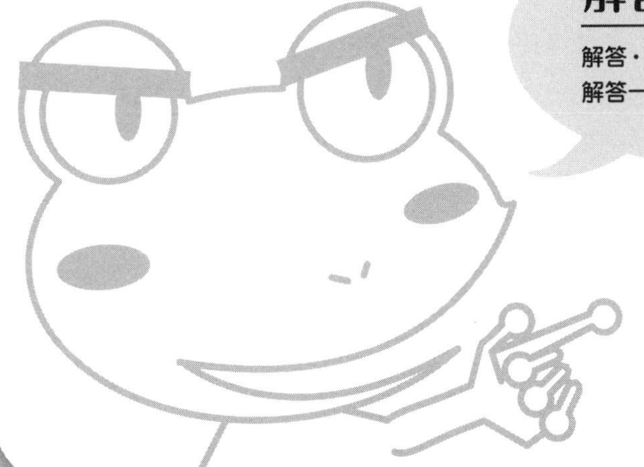

解答はこちら

解答・解説……….別冊P.83

解答一覧………………..P.147

関係法令

問1 事業場の衛生管理体制に関する次の記述のうち、法令上、正しいものはどれか。

ただし、衛生管理者及び産業医の選任の特例はないものとする。

(1) 衛生管理者を選任したときは、遅滞なく、所定の様式による報告書を、所轄労働基準監督署長に提出しなければならない。

(2) 常時2,000人を超え3,000人以下の労働者を使用する事業場では、4人の衛生管理者を選任しなければならない。

(3) 常時50人以上の労働者を使用する警備業の事業場では、第二種衛生管理者免許を有する者のうちから衛生管理者を選任することができない。

(4) 常時800人以上の労働者を使用する事業場では、その事業場に専属の産業医を選任しなければならない。

(5) 常時300人を超え500人未満の労働者を使用し、そのうち、深夜業を含む業務に常時100人以上の労働者を従事させる事業場では、衛生工学衛生管理者の免許を受けた者のうちから衛生管理者を選任しなければならない。

問2 常時使用する労働者数が300人で、次の業種に属する事業場のうち、法令上、総括安全衛生管理者の選任が義務付けられていない業種はどれか。

(1) 通信業

(2) 各種商品小売業

(3) 旅館業

(4) ゴルフ場業

(5) 医療業

問3 産業医に関する次の記述のうち、法令上、誤っているものはどれか。

(1) 産業医を選任した事業者は、産業医に対し、労働者の業務に関する情報であって産業医が労働者の健康管理等を適切に行うために必要と認めるものを提供しなければならない。

(2) 産業医を選任した事業者は、その事業場における産業医の業務の具体的な内容、産業医に対する健康相談の申出の方法、産業医による労働者の心身の状態に関する情報の取扱いの方法を、常時各作業場の見やすい場所に掲示し、又は備え付ける等の方法により、労働者に周知させなければならない。

(3) 産業医は、衛生委員会に対して労働者の健康を確保する観点から必要な調査審議を求めることができる。

(4) 産業医は、衛生委員会を開催した都度作成する議事概要を、毎月１回以上、事業者から提供されている場合には、作業場等の巡視の頻度を、毎月１回以上から２か月に１回以上にすることができる。

(5) 事業者は、産業医から労働者の健康管理等について勧告を受けたときは、当該勧告の内容及び当該勧告を踏まえて講じた措置の内容（措置を講じない場合にあっては、その旨及びその理由）を記録し、これを３年間保存しなければならない。

問4 労働安全衛生規則に基づく医師による健康診断について、法令に違反しているものは次のうちどれか。

(1) 雇入時の健康診断において、医師による健康診断を受けた後３か月を経過しない者が、その健康診断結果を証明する書面を提出したときは、その健康診断の項目に相当する項目を省略している。

(2) 雇入時の健康診断の項目のうち、聴力の検査は、35歳及び40歳の者並びに45歳以上の者に対しては、1,000Hz及び4,000Hzの音について行っているが、その他の年齢の者に対しては、医師が適当と認めるその他の方法により行っている。

(3) 深夜業を含む業務に常時従事する労働者に対し、6か月以内ごとに1回、定期に、健康診断を行っているが、胸部エックス線検査は、1年以内ごとに1回、定期に、行っている。

(4) 事業場において実施した定期健康診断の結果、健康診断項目に異常所見があると診断された労働者については、健康を保持するために必要な措置について、健康診断が行われた日から3か月以内に、医師から意見聴取を行っている。

(5) 常時50人の労働者を使用する事業場において、定期健康診断の結果については、遅滞なく、所轄労働基準監督署長に報告を行っているが、雇入時の健康診断の結果については報告を行っていない。

問5 **労働安全衛生法に基づく心理的な負担の程度を把握するための検査(以下「ストレスチェック」という。)及びその結果等に応じて実施される医師による面接指導に関する次の記述のうち、法令上、正しいものはどれか。**

(1) 常時50人以上の労働者を使用する事業場においては、6か月以内ごとに1回、定期に、ストレスチェックを行わなければならない。

(2) 事業者は、ストレスチェックの結果が、衛生管理者及びストレスチェックを受けた労働者に通知されるようにしなければならない。

(3) 労働者に対するストレスチェックの事項は、「職場における当該労働者の心理的な負担の原因」、「当該労働者の心理的な負担による心身の自覚症状」及び「職場における他の労働者による当該労働者への支援」に関する項目である。

(4) 事業者は、ストレスチェックの結果、心理的な負担の程度が高い労働者全員に対し、医師による面接指導を行わなければならない。

(5) 事業者は、医師による面接指導の結果に基づき、当該面接指導の結果の記録を作成して、これを3年間保存しなければならない。

問6 雇入れ時の安全衛生教育における次のAからDの教育事項について、法令上、金融業の事業場において省略できるものの組合せは(1)～(5)のうちどれか。

A 従事させる業務に関して発生するおそれのある疾病の原因及び予防に関すること。

B 作業開始時の点検に関すること。

C 整理、整頓及び清潔の保持に関すること。

D 作業手順に関すること。

(1) A, B

(2) A, C

(3) B, C

(4) B, D

(5) C, D

問7 事業場の建築物、施設等に関する措置について、労働安全衛生規則の衛生基準に違反していないものは次のうちどれか。

(1) 日常行う清掃のほか、1年に1回、定期に、統一的に大掃除を行っている。

(2) 男性25人、女性25人の労働者を常時使用している事業場で、労働者が臥(が)床することのできる休養室又は休養所を男性用と女性用に区別して設けていない。

(3) 坑内等特殊な作業場以外の作業場において、男性用小便所の箇所数は、同時に就業する男性労働者50人以内ごとに1個以上としている。

(4) 事業場に附属する食堂の床面積を、食事の際の1人について、0.8m^2としている。

(5) 労働衛生上の有害業務を有しない事業場において、窓その他の開口部の直接外気に向かって開放することができる部分の面積が、常時床面積の15分の1である屋内作業場に、換気設備を設けていない。

問8 事務室の空気環境の調整に関する次の文中の［　　　］内に入れるA及びBの数値の組合せとして、法令上、正しいものは（1）～（5）のうちどれか。

「空気調和設備又は機械換気設備を設けている場合は、室に供給される空気が、次に適合するように当該設備を調整しなければならない。

① 1気圧、温度25℃とした場合の当該空気1m^{3}中に含まれる浮遊粉じん量が［　A　］mg以下であること。

② 1気圧、温度25℃とした場合の当該空気1m^{3}中に含まれるホルムアルデヒドの量が［　B　］mg以下であること。」

	A	B
（1）	0.15	0.1
（2）	0.15	0.3
（3）	0.5	0.1
（4）	0.5	0.3
（5）	0.5	0.5

問9 労働基準法における労働時間等に関する次の記述のうち、正しいものはどれか。

（1） 1日8時間を超えて労働させることができるのは、時間外労働の協定を締結し、これを所轄労働基準監督署長に届け出た場合に限られている。

（2） 労働時間に関する規定の適用については、事業場を異にする場合は労働時間を通算しない。

（3） 労働時間が8時間を超える場合においては、少なくとも45分の休憩時間を労働時間の途中に与えなければならない。

（4） 機密の事務を取り扱う労働者については、所轄労働基準監督署長の許可を受けなくても労働時間に関する規定は適用されない。

(5) 監視又は断続的労働に従事する労働者については、所轄労働基準監督署長の許可を受ければ、労働時間及び年次有給休暇に関する規定は適用されない。

問10 週所定労働時間が25時間、週所定労働日数が4日である労働者であって、雇入れの日から起算して3年6か月継続勤務したものに対して、その後1年間に新たに与えなければならない年次有給休暇日数として、法令上、正しいものは(1)～(5)のうちどれか。

ただし、その労働者はその直前の1年間に全労働日の8割以上出勤したものとする。

(1) 8日
(2) 9日
(3) 10日
(4) 11日
(5) 12日

問11 一般の事務室における換気に関する次のAからDの記述について、誤っているものの組合せは(1)～(5)のうちどれか。

A 人間の呼気の成分の中で、酸素の濃度は約16%、二酸化炭素の濃度は約4%である。

B 新鮮な外気中の酸素濃度は約21%、二酸化炭素濃度は0.3～0.4%程度である。

C 室内の必要換気量(m^3/h)は、次の式により算出される。

$$\frac{\text{室内にいる人が1時間に呼出する二酸化炭素量}(m^3/h)}{\text{室内二酸化炭素基準濃度}(\%)-\text{外気の二酸化炭素濃度}(\%)}\times 100$$

D 必要換気量の算出に当たって、室内二酸化炭素基準濃度は、通常、1%とする。

(1) A, B
(2) A, C
(3) B, C
(4) B, D
(5) C, D

問12 温熱条件に関する次の記述のうち、誤っているものはどれか。

(1) 温度感覚を左右する環境要素は、気温、湿度及び気流であり、この三要素によって温熱環境が定まる。

(2) 気温、湿度及び気流の総合効果を実験的に求め、温度目盛で表したものが実効温度である。

(3) WBGTは、暑熱環境による熱ストレスの評価に用いられる指標で、屋内では自然湿球温度と黒球温度の測定値から算出される。

(4) WBGT基準値は、熱に順化している人に用いる値の方が、熱に順化していない人に用いる値より大きな値となる。

(5) 相対湿度とは、空気中の水蒸気分圧とその温度における飽和水蒸気圧との比を百分率で示したものである。

問13 照明、採光などに関する次の記述のうち、誤っているものはどれか。

(1) 北向きの窓では、直射日光はほとんど入らないが一年中平均した明るさが得られる。

(2) 全般照明と局部照明を併用する場合、全般照明による照度は、局部照明による照度の５分の１程度としている。

(3) 前方から明かりを取るときは、まぶしさをなくすため、眼と光源を結ぶ線と視線とがなす角度が、40°程度になるように光源の位置を決めている。

(4) 照明設備は、１年以内ごとに１回、定期に点検し、異常があれば電球の交換などを行っている。

(5) 部屋の彩色として、目の高さ以下は、まぶしさを防ぎ安定感を出すために濁色とし、目より上方の壁や天井は、明るい色を用いるとよい。

問14 労働衛生管理に用いられる統計に関する次の記述のうち、誤っているものはどれか。

(1) 生体から得られたある指標が正規分布である場合、そのバラツキの程度は、平均値や最頻値によって表される。

(2) 集団を比較する場合、調査の対象とした項目のデータの平均値が等しくても分散が異なっていれば、異なった特徴をもつ集団であると評価される。

(3) 健康管理統計において、ある時点での検査における有所見者の割合を有所見率といい、このようなデータを静態データという。

(4) 健康診断において、対象人数、受診者数などのデータを計数データといい、身長、体重などのデータを計量データという。

(5) ある事象と健康事象との間に、統計上、一方が多いと他方も多いというような相関関係が認められても、それらの間に因果関係がないこともある。

問15 厚生労働省の「職場における腰痛予防対策指針」に基づく腰痛予防対策に関する次の記述のうち、正しいものはどれか。

(1) 腰部保護ベルトは、重量物取扱い作業に従事する労働者全員に使用させるようにする。
(2) 重量物取扱い作業の場合、満18歳以上の男性労働者が人力のみで取り扱う物の重量は、体重のおおむね50%以下となるようにする。
(3) 重量物取扱い作業に常時従事する労働者に対しては、当該作業に配置する際及びその後1年以内ごとに1回、定期に、医師による腰痛の健康診断を行う。
(4) 立ち作業の場合は、身体を安定に保持するため、床面は弾力性のない硬い素材とし、クッション性のない作業靴を使用する。
(5) 腰掛け作業の場合の作業姿勢は、椅子に深く腰を掛けて、背もたれで体幹を支え、履物の足裏全体が床に接する姿勢を基本とする。

問16 出血及び止血法並びにその救急処置に関する次の記述のうち、誤っているものはどれか。

(1) 体内の全血液量は、体重の約13分の1で、その約3分の1を短時間に失うと生命が危険な状態となる。
(2) 傷口が泥で汚れているときは、手際良く水道水で洗い流す。
(3) 止血法には、直接圧迫法、間接圧迫法などがあるが、一般人が行う応急手当としては直接圧迫法が推奨されている。
(4) 静脈性出血は、擦り傷のときにみられ、傷口から少しずつにじみ出るような出血である。
(5) 止血帯を施した後、受傷者を医師に引き継ぐまでに30分以上かかる場合には、止血帯を施してから30分ごとに1～2分間、出血部から血液がにじんでくる程度まで結び目をゆるめる。

問17

虚血性心疾患に関する次の記述のうち、誤っているものはどれか。

(1) 虚血性心疾患は、門脈による心筋への血液の供給が不足したり途絶えることにより起こる心筋障害である。

(2) 虚血性心疾患発症の危険因子には、高血圧、喫煙、脂質異常症などがある。

(3) 虚血性心疾患は、心筋の一部分に可逆的な虚血が起こる狭心症と、不可逆的な心筋壊(え)死が起こる心筋梗塞とに大別される。

(4) 心筋梗塞では、突然激しい胸痛が起こり、「締め付けられるように痛い」、「胸が苦しい」などの症状が長時間続き、1時間以上になることもある。

(5) 狭心症の痛みの場所は、心筋梗塞とほぼ同じであるが、その発作が続く時間は、通常数分程度で、長くても15分以内におさまることが多い。

問18

細菌性食中毒に関する次の記述のうち、誤っているものはどれか。

(1) 黄色ブドウ球菌による毒素は、熱に強い。

(2) ボツリヌス菌による毒素は、神経毒である。

(3) 腸炎ビブリオ菌は、病原性好塩菌ともいわれる。

(4) サルモネラ菌による食中毒は、食品に付着した細菌が食品中で増殖した際に生じる毒素により発症する。

(5) ウェルシュ菌、セレウス菌及びカンピロバクターは、いずれも細菌性食中毒の原因菌である。

問19 厚生労働省の「情報機器作業における労働衛生管理のためのガイドライン」に関する次の記述のうち、適切でないものはどれか。

(1) ディスプレイ画面上における照度は、500ルクス以下となるようにしている。
(2) ディスプレイ画面の位置、前後の傾き、左右の向き等を調整してグレアを防止している。
(3) ディスプレイは、おおむね30cm以内の視距離が確保できるようにし、画面の上端を眼の高さよりもやや下になるように設置している。
(4) 1日の情報機器作業の作業時間が4時間未満である労働者については、自覚症状を訴える者についてのみ、情報機器作業に係る定期健康診断の対象としている。
(5) 情報機器作業に係る定期健康診断を、1年以内ごとに1回、定期に実施している。

問20 厚生労働省の「労働安全衛生マネジメントシステムに関する指針」に関する次の記述のうち、誤っているものはどれか。

(1) この指針は、労働安全衛生法の規定に基づき機械、設備、化学物質等による危険又は健康障害を防止するため事業者が講ずべき具体的な措置を定めるものではない。
(2) このシステムは、生産管理等事業実施に係る管理と一体となって運用されるものである。
(3) このシステムでは、事業者は、事業場における安全衛生水準の向上を図るための安全衛生に関する基本的考え方を示すものとして、安全衛生方針を表明し、労働者及び関係請負人その他の関係者に周知させる。
(4) このシステムでは、事業者は、安全衛生方針に基づき設定した安全衛生目標を達成するため、事業場における危険性又は有害性等の調査の結果等に基づき、一定の期間を限り、安全衛生計画を作成する。
(5) 事業者は、このシステムに従って行う措置が適切に実施されているかどうかについて調査及び評価を行うため、外部の機関による監査を受けなければならない。

問21 神経系に関する次の記述のうち、誤っているものはどれか。

(1) 神経系を構成する基本的な単位である神経細胞は、通常、1個の細胞体、1本の軸索及び複数の樹状突起から成り、ニューロンともいわれる。
(2) 体性神経は、運動及び感覚に関与し、自律神経は、呼吸、循環などに関与する。
(3) 大脳の皮質は、神経細胞の細胞体が集まっている灰白質で、感覚、思考などの作用を支配する中枢として機能する。
(4) 交感神経系と副交感神経系は、各種臓器において双方の神経線維が分布し、相反する作用を有している。
(5) 交感神経系は、身体の機能をより活動的に調節する働きがあり、心拍数を増加させたり、消化管の運動を高める。

問22 心臓及び血液循環に関する次の記述のうち、誤っているものはどれか。

(1) 心臓は、自律神経の中枢で発生した刺激が刺激伝導系を介して心筋に伝わることにより、規則正しく収縮と拡張を繰り返す。
(2) 肺循環により左心房に戻ってきた血液は、左心室を経て大動脈に入る。
(3) 大動脈を流れる血液は動脈血であるが、肺動脈を流れる血液は静脈血である。
(4) 心臓の拍動による動脈圧の変動を末梢（しょう）の動脈で触知したものを脈拍といい、一般に、手首の橈（とう）骨動脈で触知する。
(5) 動脈硬化とは、コレステロールの蓄積などにより、動脈壁が肥厚・硬化して弾力性を失った状態であり、進行すると血管の狭窄（さく）や閉塞を招き、臓器への酸素や栄養分の供給が妨げられる。

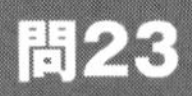

問23

消化器系に関する次の記述のうち、誤っているものはどれか。

(1) 三大栄養素のうち糖質はブドウ糖などに、蛋白質はアミノ酸に、脂肪は脂肪酸とグリセリンに、酵素により分解されて吸収される。

(2) 無機塩及びビタミン類は、酵素による分解を受けないでそのまま吸収される。

(3) 膵臓から十二指腸に分泌される膵液には、消化酵素は含まれていないが、血糖値を調節するホルモンが含まれている。

(4) ペプシノーゲンは、胃酸によってペプシンという消化酵素になり、蛋白質を分解する。

(5) 小腸の表面は、ビロード状の絨毛という小突起で覆われており、栄養素の吸収の効率を上げるために役立っている。

問24

呼吸に関する次の記述のうち、誤っているものはどれか。

(1) 呼吸運動は、気管と胸膜の協調運動によって、胸郭内容積を周期的に増減させて行われる。

(2) 胸郭内容積が増し、その内圧が低くなるにつれ、鼻腔、気管などの気道を経て肺内へ流れ込む空気が吸気である。

(3) 肺胞内の空気と肺胞を取り巻く毛細血管中の血液との間で行われる酸素と二酸化炭素のガス交換を、肺呼吸又は外呼吸という。

(4) 全身の毛細血管中の血液が各組織細胞に酸素を渡して二酸化炭素を受け取るガス交換を、組織呼吸又は内呼吸という。

(5) 血液中の二酸化炭素濃度が増加すると、呼吸中枢が刺激され、肺でのガス交換の量が多くなる。

問25　腎臓・泌尿器系に関する次の記述のうち、誤っているものはどれか。

(1) 腎臓の皮質にある腎小体では、糸球体から蛋白質以外の血漿成分がボウマン嚢に濾し出され、原尿が生成される。

(2) 腎臓の尿細管では、原尿に含まれる大部分の水分及び身体に必要な成分が血液中に再吸収され、残りが尿として生成される。

(3) 尿は淡黄色の液体で、固有の臭気を有し、通常、弱酸性である。

(4) 尿の生成・排出により、体内の水分の量やナトリウムなどの電解質の濃度を調節するとともに、生命活動によって生じた不要な物質を排出する。

(5) 尿の約95%は水分で、約5%が固形物であるが、その成分が全身の健康状態をよく反映するので、尿を採取して尿素窒素の検査が広く行われている。

問26　代謝に関する次の記述のうち、正しいものはどれか。

(1) 代謝において、細胞に取り入れられた体脂肪、グリコーゲンなどが分解されてエネルギーを発生し、ATPが合成されることを同化という。

(2) 代謝において、体内に摂取された栄養素が、種々の化学反応によって、ATPに蓄えられたエネルギーを用いて、細胞を構成する蛋白質などの生体に必要な物質に合成されることを異化という。

(3) 基礎代謝量は、安静時における心臓の拍動、呼吸、体温保持などに必要な代謝量で、睡眠中の測定値で表される。

(4) エネルギー代謝率は、一定時間中に体内で消費された酸素と排出された二酸化炭素の容積比で表される。

(5) エネルギー代謝率は、動的筋作業の強度を表すことができるが、精神的作業や静的筋作業には適用できない。

問27 耳とその機能に関する次の記述のうち、誤っているものはどれか。

(1) 耳は、聴覚、平衡感覚などをつかさどる器官で、外耳、中耳、内耳の三つの部位に分けられる。

(2) 耳介で集められた音は、鼓膜を振動させ、その振動は耳小骨によって増幅され、内耳に伝えられる。

(3) 内耳は、前庭、半規管、蝸牛（うずまき管）の三つの部位からなり、前庭と半規管が平衡感覚、蝸牛が聴覚を分担している。

(4) 半規管は、体の傾きの方向や大きさを感じ、前庭は、体の回転の方向や速度を感じる。

(5) 鼓室は、耳管によって咽頭に通じており、その内圧は外気圧と等しく保たれている。

問28 抗体に関する次の文中の［　　］内に入れるAからCの語句の組合せとして、適切なものは（1）～（5）のうちどれか。

「抗体とは、体内に入ってきた［　A　］に対して［　B　］免疫において作られる［　C　］と呼ばれる蛋白質のことで、［　A　］に特異的に結合し、［　A　］の働きを抑える働きがある。」

	A	B	C
(1)	化学物質	体液性	アルブミン
(2)	化学物質	細胞性	免疫グロブリン
(3)	抗原	体液性	アルブミン
(4)	抗原	体液性	免疫グロブリン
(5)	抗原	細胞性	アルブミン

問29 体温調節に関する次の記述のうち、誤っているものはどれか。

(1) 寒冷な環境においては、皮膚の血管が収縮して血流量が減って、熱の放散が減少する。

(2) 暑熱な環境においては、内臓の血流量が増加し体内の代謝活動が亢(こう)進することにより、人体からの熱の放散が促進される。

(3) 体温調節にみられるように、外部環境などが変化しても身体内部の状態を一定に保とうとする性質を恒常性（ホメオスタシス）という。

(4) 計算上、100gの水分が体重70kgの人の体表面から蒸発すると、気化熱が奪われ、体温が約1℃下がる。

(5) 熱の放散は、輻(ふく)射（放射）、伝導、蒸発などの物理的な過程で行われ、蒸発には、発汗と不感蒸泄(せつ)によるものがある。

問30 睡眠に関する次の記述のうち、誤っているものはどれか。

(1) 睡眠と覚醒のリズムのように、約1日の周期で繰り返される生物学的リズムをサーカディアンリズムといい、このリズムの乱れは、疲労や睡眠障害の原因となる。

(2) 睡眠は、睡眠中の目の動きなどによって、レム睡眠とノンレム睡眠に分類される。

(3) コルチゾールは、血糖値の調節などの働きをするホルモンで、通常、その分泌量は明け方から増加し始め、起床前後で最大となる。

(4) レム睡眠は、安らかな眠りで、この間に脳は休んだ状態になっている。

(5) メラトニンは、睡眠に関与しているホルモンである。

MEMO

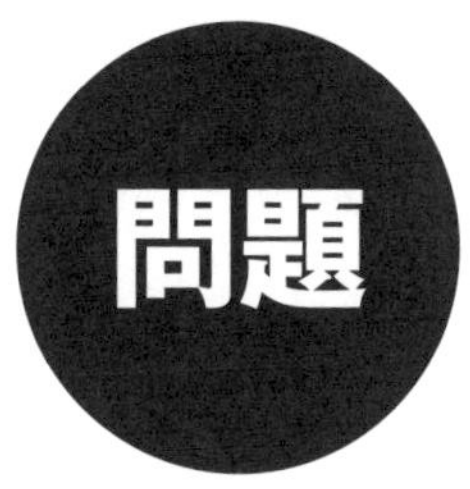

令和３年４月
過去問題
（公表本試験問題）

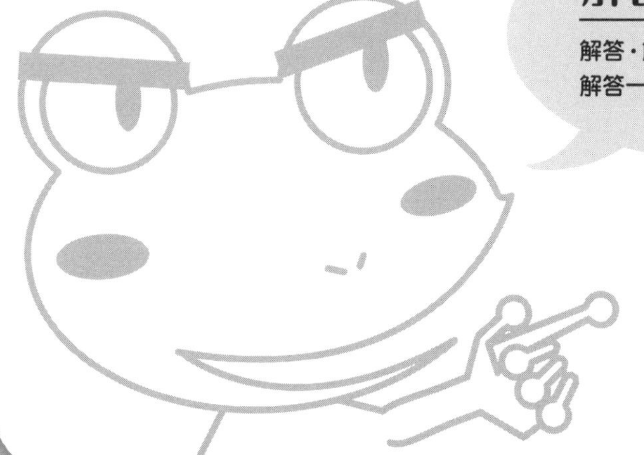

解答はこちら

解答・解説………別冊P.99

解答一覧…………………P.148

問1 **衛生管理者の選任について、法令上、定められているものは次のうちどれか。**

ただし、衛生管理者の選任の特例はないものとする。

(1) 衛生管理者を選任したときは、遅滞なく、所定の様式による報告書を、所轄労働基準監督署長に提出しなければならない。
(2) 常時使用する労働者数が60人の電気業の事業場では、第二種衛生管理者免許を有する者のうちから衛生管理者を選任することができる。
(3) 常時使用する労働者数が1,000人を超え2,000人以下の事業場では、少なくとも3人の衛生管理者を選任しなければならない。
(4) 常時使用する労働者数が3,000人を超える事業場では、6人の衛生管理者のうち2人まで、事業場に専属でない労働衛生コンサルタントのうちから選任することができる。
(5) 常時使用する労働者数が2,000人以上の事業場では、専任の衛生管理者を2人以上選任しなければならない。

問2 **衛生管理者の職務又は業務として、法令上、定められていないものは次のうちどれか。**

ただし、次のそれぞれの業務は衛生に関する技術的事項に限るものとする。

(1) 健康診断の実施その他健康の保持増進のための措置に関すること。
(2) 労働災害の原因の調査及び再発防止対策に関すること。
(3) 安全衛生に関する方針の表明に関すること。
(4) 少なくとも毎週1回作業場等を巡視し、衛生状態に有害のおそれがあるときは、直ちに、労働者の健康障害を防止するため必要な措置を講ずること。
(5) 労働者の健康を確保するため必要があると認めるとき、事業者に対し、労働者の健康管理等について必要な勧告をすること。

問3

産業医に関する次の記述のうち、法令上、誤っているものはどれか。

(1) 常時使用する労働者数が50人以上の事業場において、厚生労働大臣の指定する者が行う産業医研修の修了者等の所定の要件を備えた医師であっても、当該事業場においてその事業を統括管理する者は、産業医として選任することはできない。
(2) 産業医が、事業者から、毎月1回以上、所定の情報の提供を受けている場合であって、事業者の同意を得ているときは、産業医の作業場等の巡視の頻度を、毎月1回以上から2か月に1回以上にすることができる。
(3) 事業者は、産業医が辞任したとき又は産業医を解任したときは、遅滞なく、その旨及びその理由を衛生委員会又は安全衛生委員会に報告しなければならない。
(4) 事業者は、産業医が旅行、疾病、事故その他やむを得ない事由によって職務を行うことができないときは、代理者を選任しなければならない。
(5) 事業者が産業医に付与すべき権限には、労働者の健康管理等を実施するために必要な情報を労働者から収集することが含まれる。

問4

労働安全衛生規則に規定されている医師による健康診断について、法令に違反しているものは次のうちどれか。

(1) 雇入時の健康診断において、医師による健康診断を受けた後、3か月を経過しない者がその健康診断結果を証明する書面を提出したときは、その健康診断の項目に相当する項目を省略している。
(2) 雇入時の健康診断の項目のうち、聴力の検査は、35歳及び40歳の者並びに45歳以上の者に対しては、1,000Hz及び4,000Hzの音について行っているが、その他の年齢の者に対しては、医師が適当と認めるその他の方法により行っている。
(3) 海外に6か月以上派遣して帰国した労働者について、国内の業務に就かせるとき、一時的な就業の場合を除いて、海外派遣労働者健康診断を行っている。

(4) 常時50人の労働者を使用する事業場において、雇入時の健康診断の結果について、所轄労働基準監督署長に報告を行っていない。

(5) 常時40人の労働者を使用する事業場において、定期健康診断の結果について、所轄労働基準監督署長に報告を行っていない。

問5 **労働安全衛生法に基づく心理的な負担の程度を把握するための検査（以下「ストレスチェック」という。）の結果に基づき実施する医師による面接指導に関する次の記述のうち、正しいものはどれか。**

(1) 面接指導を行う医師として事業者が指名できる医師は、当該事業場の産業医に限られる。

(2) 面接指導の結果は、健康診断個人票に記載しなければならない。

(3) 事業者は、ストレスチェックの結果、心理的な負担の程度が高い労働者であって、面接指導を受ける必要があると当該ストレスチェックを行った医師等が認めたものが面接指導を受けることを希望する旨を申し出たときは、当該申出をした労働者に対し、面接指導を行わなければならない。

(4) 事業者は、面接指導の対象となる要件に該当する労働者から申出があったときは、申出の日から3か月以内に、面接指導を行わなければならない。

(5) 事業者は、面接指導の結果に基づき、当該労働者の健康を保持するため必要な措置について、面接指導が行われた日から3か月以内に、医師の意見を聴かなければならない。

問6 **雇入れ時の安全衛生教育に関する次の記述のうち、法令上、正しいものはどれか。**

(1) 常時使用する労働者が10人未満である事業場では、教育を省略することができる。

(2) 1か月以内の期間を定めて雇用する者については、危険又は有害な業務に従事する者を除き、教育を省略することができる。

(3) 飲食店の事業場においては、「作業手順に関すること」についての教育を省略することができる。

(4) 旅館業の事業場においては、「作業開始時の点検に関すること」についての教育を省略することができる。

(5) 教育を行ったときは、教育の受講者、科目等の記録を作成し、1年間保存しなければならない。

問7 ある屋内作業場の床面から4mをこえない部分の容積が150m^{3}であり、かつ、このうちの設備の占める分の容積が55m^{3}であるとき、法令上、常時就業させることのできる最大の労働者数は次のうちどれか。

(1) 4人
(2) 9人
(3) 10人
(4) 15人
(5) 19人

問8 事務室の空気環境の測定又は設備の点検に関する次の記述のうち、法令上、誤っているものはどれか。

(1) 燃焼器具を使用するときは、発熱量が著しく少ないものを除き、毎日、異常の有無を点検しなければならない。

(2) 事務室において使用する機械による換気のための設備については、2か月以内ごとに1回、定期に、異常の有無を点検しなければならない。

(3) 空気調和設備を設けている場合は、その設備内に設けられた排水受けについて、原則として、1か月以内ごとに1回、定期に、その汚れ及び閉塞の状況を点検しなければならない。

(4) 中央管理方式の空気調和設備を設けた建築物内の事務室において、空気中の一酸化炭素及び二酸化炭素の含有率については、6か月以内ごとに1回、定期に、測定しなければならない。

(5) 事務室の建築、大規模の修繕又は大規模の模様替を行ったときは、その事務室における空気中のホルムアルデヒドの濃度を、その事務室の使用を開始した日以後所定の期間に1回、測定しなければならない。

問9 労働基準法における労働時間等に関する次の記述のうち、正しいものはどれか。

ただし、労使協定とは、「労働者の過半数で組織する労働組合（その労働組合がない場合は労働者の過半数を代表する者）と使用者との書面による協定」をいうものとする。

(1) 1日8時間を超えて労働させることができるのは、時間外労働の労使協定を締結し、これを所轄労働基準監督署長に届け出た場合に限られている。

(2) 労働時間に関する規定の適用については、事業場を異にする場合は労働時間を通算しない。

(3) 所定労働時間が7時間30分である事業場において、延長する労働時間が1時間であるときは、少なくとも45分の休憩時間を労働時間の途中に与えなければならない。

(4) 監視又は断続的労働に従事する労働者であって、所轄労働基準監督署長の許可を受けたものについては、労働時間、休憩及び休日に関する規定は適用されない。

(5) フレックスタイム制の清算期間は、6か月以内の期間に限られる。

問10 労働基準法に定める育児時間に関する次の記述のうち、誤っているものはどれか。

(1) 生後満1年を超え、満2年に達しない生児を育てる女性労働者は、育児時間を請求することができる。

(2) 育児時間は、必ずしも有給としなくてもよい。

(3) 育児時間は、1日2回、1回当たり少なくとも30分の時間を請求することができる。

(4) 育児時間を請求しない女性労働者に対しては、育児時間を与えなくてもよい。

(5) 育児時間は、育児時間を請求できる女性労働者が請求する時間に与えなければならない。

問11 事務室内において、空気を外気と入れ換えて二酸化炭素濃度を1,000ppm以下に保った状態で、在室することのできる最大の人数は次のうちどれか。

ただし、外気の二酸化炭素濃度を400ppm、外気と入れ換える空気量を500m^3/h、1人当たりの呼出二酸化炭素量を0.018m^3/hとする。

(1) 14人
(2) 16人
(3) 18人
(4) 20人
(5) 22人

問12 温熱条件に関する次の記述のうち、誤っているものはどれか。

(1) 温度感覚を左右する環境条件は、気温、湿度、気流及びふく射（放射）熱の四つの要素によって決まる。
(2) 実効温度は、人の温熱感に基礎を置いた指標で、気温、湿度及び気流の総合効果を温度目盛りで表したものである。
(3) 相対湿度は、乾球温度と湿球温度によって求められる。
(4) 太陽照射がない場合のWBGTは、乾球温度と黒球温度から求められる。
(5) WBGT値がその基準値を超えるおそれのあるときには、冷房などによりWBGT値を低減すること、代謝率レベルの低い作業に変更することなどの対策が必要である。

問13 照明などの視環境に関する次の記述のうち、誤っているものはどれか。

(1) 前方から明かりを取るときは、眼と光源を結ぶ線と視線とで作る角度を40°程度としている。
(2) 照明設備については、6か月以内ごとに1回、定期に点検し、汚れなどがあれば清掃又は交換を行っている。
(3) 全般照明と局部照明を併用する場合、全般照明による照度は、局部照明による照度の5分の1程度にしている。
(4) 照度の単位はルクスで、1ルクスは光度1カンデラの光源から10m離れた所で、その光の光軸に垂直な1m²の面が受ける明るさに相当する。
(5) 室内の彩色で、明度を高くすると光の反射率が高くなり照度を上げる効果があるが、彩度を高くしすぎると交感神経の緊張により疲労を招きやすい。

問14 厚生労働省の「労働者の心の健康の保持増進のための指針」に基づくメンタルヘルスケアの実施に関する次の記述のうち、適切でないものはどれか。

(1) 心の健康については、客観的な測定方法が十分確立しておらず、また、心の健康問題の発生過程には個人差が大きく、そのプロセスの把握が難しいという特性がある。
(2) 心の健康づくり計画の実施に当たっては、メンタルヘルス不調を早期に発見する「一次予防」、適切な措置を行う「二次予防」及びメンタルヘルス不調となった労働者の職場復帰支援を行う「三次予防」が円滑に行われるようにする必要がある。
(3) 労働者の心の健康は、職場配置、人事異動、職場の組織などの要因によって影響を受けるため、メンタルヘルスケアは、人事労務管理と連携しなければ、適切に進まない場合が多いことに留意する。
(4) 労働者の心の健康は、職場のストレス要因のみならず、家庭・個人生活などの職場外のストレス要因の影響を受けている場合も多いことに留意する。

(5) メンタルヘルスケアを推進するに当たって、労働者の個人情報を主治医等の医療職や家族から取得する際には、あらかじめこれらの情報を取得する目的を労働者に明らかにして承諾を得るとともに、これらの情報は労働者本人から提出を受けることが望ましい。

問15 労働者の健康保持増進のために行う健康測定における運動機能検査の項目とその測定種目との組合せとして、誤っているものは次のうちどれか。

(1) 筋力 ………………………… 握力
(2) 柔軟性 ……………………… 上体起こし
(3) 平衡性 ……………………… 閉眼（又は開眼）片足立ち
(4) 敏しょう性 ………………… 全身反応時間
(5) 全身持久性 ………………… 最大酸素摂取量

問16 厚生労働省の「情報機器作業における労働衛生管理のためのガイドライン」に関する次の記述のうち、適切でないものはどれか。

(1) ディスプレイ画面上における照度は、500ルクス以下となるようにしている。
(2) 書類上及びキーボード上における照度は、300ルクス以上となるようにしている。
(3) ディスプレイ画面の位置、前後の傾き、左右の向き等を調整してグレアを防止している。
(4) ディスプレイは、おおむね30cm以内の視距離が確保できるようにし、画面の上端を眼の高さよりもやや下になるように設置している。
(5) 1日の情報機器作業の作業時間が4時間未満である労働者については、自覚症状を訴える者についてのみ、情報機器作業に係る定期健康診断の対象としている。

問17 出血及び止血法並びにその救急処置に関する次の記述のうち、誤っているものはどれか。

(1) 体内の全血液量は、体重の約13分の1で、その約3分の1を短時間に失うと生命が危険な状態となる。
(2) 傷口が泥で汚れているときは、手際良く水道水で洗い流す。
(3) 止血法には、直接圧迫法、間接圧迫法などがあるが、一般人が行う応急手当としては直接圧迫法が推奨されている。
(4) 毛細血管性出血は、浅い切り傷のときにみられ、傷口からゆっくり持続的に湧き出るような出血である。
(5) 止血帯を施した後、受傷者を医師に引き継ぐまでに30分以上かかる場合には、止血帯を施してから30分ごとに1～2分間、出血部から血液がにじんでくる程度まで結び目をゆるめる。

問18 **法改正** 一次救命処置に関する次の記述のうち、誤っているものはどれか。

(1) 傷病者に反応がある場合は、回復体位をとらせて安静にして、経過を観察する。
(2) 一次救命処置は、できる限り単独で行うことは避ける。
(3) 口対口人工呼吸は、傷病者の鼻をつまみ、1回の吹き込みに3秒以上かけて傷病者の胸の盛り上がりが見える程度まで吹き込む。
(4) 胸骨圧迫は、胸が約5cm沈む強さで、1分間に100～120回のテンポで行う。
(5) AED（自動体外式除細動器）による心電図の自動解析の結果、「ショックは不要です」などのメッセージが流れた場合には、すぐに胸骨圧迫を再開し心肺蘇生を続ける。

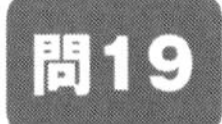

細菌性食中毒に関する次の記述のうち、誤っているものはどれか。

(1) サルモネラ菌による食中毒は、食品に付着した菌が食品中で増殖した際に生じる毒素により発症する。
(2) ボツリヌス菌による毒素は、神経毒である。
(3) 黄色ブドウ球菌による毒素は、熱に強い。
(4) 腸炎ビブリオ菌は、病原性好塩菌ともいわれる。
(5) セレウス菌及びカンピロバクターは、いずれも細菌性食中毒の原因菌である。

問20

厚生労働省の「職場における腰痛予防対策指針」に基づく、重量物取扱い作業における腰痛予防対策に関する次の記述のうち、誤っているものはどれか。

(1) 労働者全員に腰部保護ベルトを使用させる。
(2) 取り扱う物の重量をできるだけ明示し、著しく重心の偏っている荷物は、その旨を明示する。
(3) 重量物を取り扱うときは、急激な身体の移動をなくし、前屈やひねり等の不自然な姿勢はとらず、かつ、身体の重心の移動を少なくする等、できるだけ腰部に負担をかけない姿勢で行う。
(4) 重量物を持ち上げるときには、できるだけ身体を対象物に近づけ、重心を低くするような姿勢をとる。
(5) 重量物取扱い作業に常時従事する労働者に対しては、当該作業に配置する際及びその後6か月以内ごとに1回、定期に、医師による腰痛の健康診断を行う。

問21

神経系に関する次の記述のうち、誤っているものはどれか。

(1) 神経系を構成する基本的な単位である神経細胞は、通常、1個の細胞体、1本の軸索及び複数の樹状突起から成り、ニューロンともいわれる。

(2) 体性神経は、運動及び感覚に関与し、自律神経は、呼吸、循環などに関与する。

(3) 大脳の皮質は、神経細胞の細胞体が集まっている灰白質で、感覚、思考などの作用を支配する中枢として機能する。

(4) 交感神経系と副交感神経系は、各種臓器において双方の神経線維が分布し、相反する作用を有している。

(5) 交感神経系は、身体の機能をより活動的に調節する働きがあり、心拍数を増加させたり、消化管の運動を亢(こう)進する。

問22

肝臓の機能として、誤っているものは次のうちどれか。

(1) コレステロールの合成

(2) 尿素の合成

(3) ビリルビンの分解

(4) 胆汁の生成

(5) グリコーゲンの合成及び分解

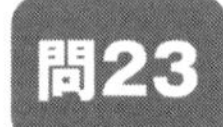

睡眠などに関する次の記述のうち、誤っているものはどれか。

(1) 睡眠は、睡眠中の目の動きなどによって、レム睡眠とノンレム睡眠に分類される。

(2) 甲状腺ホルモンは、夜間に分泌が上昇するホルモンで、睡眠と覚醒のリズムの調節に関与している。

(3) 睡眠と食事は深く関係しているため、就寝直前の過食は、肥満のほか不眠を招くことになる。

(4) 夜間に働いた後の昼間に睡眠する場合は、一般に、就寝から入眠までの時間が長くなり、睡眠時間が短縮し、睡眠の質も低下する。

(5) 睡眠中には、体温の低下、心拍数の減少などがみられる。

問24

消化器系に関する次の記述のうち、誤っているものはどれか。

(1) 三大栄養素のうち糖質はブドウ糖などに、蛋白質はアミノ酸に、脂肪は脂肪酸とエチレングリコールに、酵素により分解されて吸収される。

(2) 無機塩、ビタミン類は、酵素による分解を受けないでそのまま吸収される。

(3) 吸収された栄養分は、血液やリンパによって組織に運搬されてエネルギー源などとして利用される。

(4) 胃は、塩酸やペプシノーゲンを分泌して消化を助けるが、水分の吸収はほとんど行わない。

(5) 小腸は、胃に続く全長6～7mの管状の器官で、十二指腸、空腸及び回腸に分けられる。

問25 腎臓又は尿に関する次のAからDの記述について、誤っているものの組合せは（1）～（5）のうちどれか。

A ネフロン（腎単位）は、尿を生成する単位構造で、1個の腎小体とそれに続く1本の尿細管から成り、1個の腎臓中に約100万個ある。

B 尿の約95%は水分で、約5%が固形物であるが、その成分は全身の健康状態をよく反映するので、尿検査は健康診断などで広く行われている。

C 腎機能が正常な場合、糖はボウマン嚢（のう）中に濾（こ）し出されないので、尿中には排出されない。

D 腎機能が正常な場合、大部分の蛋（たん）白質はボウマン嚢中に濾し出されるが、尿細管でほぼ100%再吸収されるので、尿中にはほとんど排出されない。

（1） A, B
（2） A, C
（3） A, D
（4） B, C
（5） C, D

問26 血液に関する次の記述のうち、正しいものはどれか。

（1） 血漿（しょう）中の蛋（たん）白質のうち、アルブミンは血液の浸透圧の維持に関与している。
（2） 血漿中の水溶性蛋白質であるフィブリンがフィブリノーゲンに変化する現象が、血液の凝集反応である。
（3） 赤血球は、損傷部位から血管外に出ると、血液凝固を促進させる物質を放出する。
（4） 血液中に占める白血球の容積の割合をヘマトクリットといい、感染や炎症があると増加する。

(5) 血小板は、体内に侵入してきた細菌やウイルスを貪食する働きがある。

問27

感覚又は感覚器に関する次の記述のうち、誤っているものはどれか。

(1) 眼軸が短過ぎるために、平行光線が網膜の後方で像を結ぶものを遠視という。

(2) 嗅覚と味覚は化学感覚ともいわれ、物質の化学的性質を認知する感覚である。

(3) 温度感覚は、皮膚のほか口腔(くう)などの粘膜にも存在し、一般に冷覚の方が温覚よりも鋭敏である。

(4) 深部感覚は、内臓の動きや炎症などを感じて、内臓痛を認識する感覚である。

(5) 中耳にある鼓室は、耳管によって咽頭に通じており、その内圧は外気圧と等しく保たれている。

問28

抗体に関する次の文中の［　］内に入れるAからCの語句の組合せとして、適切なものは(1)～(5)のうちどれか。

「抗体とは、体内に入ってきた［A］に対して［B］免疫において作られる［C］と呼ばれる蛋(たん)白質のことで、［A］に特異的に結合し、［A］の働きを抑える働きがある。」

	A	B	C
(1)	化学物質	体液性	アルブミン
(2)	化学物質	細胞性	免疫グロブリン
(3)	抗原	体液性	アルブミン
(4)	抗原	体液性	免疫グロブリン
(5)	抗原	細胞性	アルブミン

問29

代謝に関する次の記述のうち、正しいものはどれか。

(1) 代謝において、細胞に取り入れられた体脂肪、グリコーゲンなどが分解されてエネルギーを発生し、ATPが合成されることを同化という。
(2) 代謝において、体内に摂取された栄養素が、種々の化学反応によって、ATPに蓄えられたエネルギーを用いて、細胞を構成する蛋(たん)白質などの生体に必要な物質に合成されることを異化という。
(3) 基礎代謝は、心臓の拍動、呼吸運動、体温保持などに必要な代謝で、基礎代謝量は、覚醒、横臥(が)、安静時の測定値で表される。
(4) エネルギー代謝率は、一定時間中に体内で消費された酸素と排出された二酸化炭素の容積比で表される。
(5) エネルギー代謝率は、生理的負担だけでなく、精神的及び感覚的な側面をも考慮した作業強度を表す指標としても用いられる。

問30

筋肉に関する次の記述のうち、正しいものはどれか。

(1) 横紋筋は、骨に付着して身体の運動の原動力となる筋肉で意志によって動かすことができるが、平滑筋は、心筋などの内臓に存在する筋肉で意志によって動かすことができない。
(2) 筋肉は神経からの刺激によって収縮するが、神経より疲労しにくい。
(3) 荷物を持ち上げたり、屈伸運動を行うときは、筋肉が長さを変えずに外力に抵抗して筋力を発生させる等尺性収縮が生じている。
(4) 強い力を必要とする運動を続けていると、筋肉を構成する個々の筋線維の太さは変わらないが、その数が増えることによって筋肉が太くなり筋力が増強する。
(5) 筋肉自体が収縮して出す最大筋力は、筋肉の断面積1cm^2当たりの平均値をとると、性差や年齢差がほとんどない。

▼解答用紙

問題	問題1	問題2	問題3	問題4	問題5	問題6	問題7	問題8	問題9	問題10
解答欄	1	1	1	1	1	1	1	1	1	1
	2	2	2	2	2	2	2	2	2	2
	3	3	3	3	3	3	3	3	3	3
	4	4	4	4	4	4	4	4	4	4
	5	5	5	5	5	5	5	5	5	5

問題	問題11	問題12	問題13	問題14	問題15	問題16	問題17	問題18	問題19	問題20
解答欄	1	1	1	1	1	1	1	1	1	1
	2	2	2	2	2	2	2	2	2	2
	3	3	3	3	3	3	3	3	3	3
	4	4	4	4	4	4	4	4	4	4
	5	5	5	5	5	5	5	5	5	5

問題	問題21	問題22	問題23	問題24	問題25	問題26	問題27	問題28	問題29	問題30
解答欄	1	1	1	1	1	1	1	1	1	1
	2	2	2	2	2	2	2	2	2	2
	3	3	3	3	3	3	3	3	3	3
	4	4	4	4	4	4	4	4	4	4
	5	5	5	5	5	5	5	5	5	5

	関係法令	労働衛生	労働生理	合計
	問1～問10	問11～問20	問21～問30	
満点	100点（10点×10問）	100点（10点×10問）	100点（10点×10問）	300点
合格ライン	40点	40点	40点	180点
取得点				

＊各科目の得点が40％以上で、かつ、全科目の合計得点が60％以上であれば合格。

この解答用紙はコピーしてお使いください。

▼令和6年4月 過去問題 解答一覧

問題	解答欄				
問題1	1	**2**	3	4	5
問題2	1	2	3	4	**5**
問題3	1	2	3	**4**	5
問題4	**1**	2	3	4	5
問題5	**1**	2	3	4	5
問題6	1	2	3	4	**5**
問題7	**1**	2	3	4	5
問題8	1	**2**	3	4	5
問題9	1	2	3	**4**	5
問題10	1	2	3	4	**5**
問題11	1	**2**	3	4	5
問題12	1	2	3	4	**5**
問題13	1	2	**3**	4	5
問題14	1	2	3	4	**5**
問題15	1	2	3	**4**	5
問題16	1	**2**	3	4	5
問題17	1	2	**3**	4	5
問題18	1	2	3	4	**5**
問題19	1	2	**3**	4	5
問題20	**1**	2	3	4	5
問題21	1	2	**3**	4	5
問題22	**1**	2	3	4	5
問題23	**1**	2	3	4	5
問題24	**1**	2	3	4	5
問題25	1	2	**3**	4	5
問題26	1	2	3	4	**5**
問題27	**1**	2	3	4	5
問題28	1	2	3	4	**5**
問題29	**1**	2	3	4	5
問題30	**1**	2	3	4	5

	関係法令	労働衛生	労働生理	合計
	問1～問10	問11～問20	問21～問30	
満点	100点 （10点×10問）	100点 （10点×10問）	100点 （10点×10問）	300点
合格ライン	40点	40点	40点	180点
取得点				

＊各科目の得点が40%以上で、かつ、全科目の合計得点が60%以上であれば合格。

▼令和5年10月 過去問題 解答一覧

問題	解答欄				
問題1	1	2	**3**	4	5
問題2	1	**2**	3	4	5
問題3	1	2	3	**4**	5
問題4	1	2	3	**4**	5
問題5	**1**	2	3	4	5
問題6	1	2	3	4	**5**
問題7	**1**	2	3	4	5
問題8	1	**2**	3	4	5
問題9	1	**2**	3	4	5
問題10	1	**2**	3	4	5
問題11	**1**	2	3	4	5
問題12	1	2	3	**4**	5
問題13	1	2	**3**	4	5
問題14	1	2	**3**	4	5
問題15	1	2	3	4	**5**
問題16	**1**	2	3	4	5
問題17	1	2	**3**	4	5
問題18	1	**2**	3	4	5
問題19	**1**	2	3	4	5
問題20	1	**2**	3	4	5
問題21	1	2	3	**4**	5
問題22	**1**	2	3	4	5
問題23	1	2	3	4	**5**
問題24	**1**	2	3	4	5
問題25	1	2	**3**	4	5
問題26	1	2	3	4	**5**
問題27	1	2	3	4	**5**
問題28	1	2	3	**4**	5
問題29	**1**	2	3	4	5
問題30	1	2	3	**4**	5

	関係法令	労働衛生	労働生理	合計
	問1～問10	問11～問20	問21～問30	
満点	100点 (10点×10問)	100点 (10点×10問)	100点 (10点×10問)	300点
合格ライン	40点	40点	40点	180点
取得点				

＊各科目の得点が40%以上で、かつ、全科目の合計得点が60%以上であれば合格。

▼令和5年4月 過去問題 解答一覧

問題	解答欄
問題1	3
問題2	3
問題3	4
問題4	4
問題5	1
問題6	5
問題7	1
問題8	2
問題9	4
問題10	4
問題11	4
問題12	1
問題13	2
問題14	4
問題15	2
問題16	1
問題17	2
問題18	3
問題19	4
問題20	5
問題21	3
問題22	1
問題23	2
問題24	1
問題25	5
問題26	2
問題27	3
問題28	5
問題29	5
問題30	5

	関係法令 問1～問10	労働衛生 問11～問20	労働生理 問21～問30	合計
満点	100点 (10点×10問)	100点 (10点×10問)	100点 (10点×10問)	300点
合格ライン	40点	40点	40点	180点
取得点				

＊各科目の得点が40%以上で、かつ、全科目の合計得点が60%以上であれば合格。

▼令和4年10月 過去問題 解答一覧

問題	解答欄				
問題1	**1**	2	3	4	5
問題2	**1**	2	3	4	5
問題3	1	2	3	**4**	5
問題4	**1**	2	3	4	5
問題5	1	**2**	3	4	5
問題6	1	**2**	3	4	5
問題7	**1**	2	3	4	5
問題8	1	**2**	3	4	5
問題9	1	2	3	**4**	5
問題10	1	**2**	3	4	5
問題11	1	2	3	**4**	5
問題12	1	2	3	4	**5**
問題13	**1**	2	3	4	5
問題14	1	2	**3**	4	5
問題15	1	**2**	3	4	5
問題16	1	2	**3**	4	5
問題17	**1**	2	3	4	5
問題18	1	**2**	3	4	5
問題19	1	2	3	**4**	5
問題20	1	2	3	4	**5**
問題21	1	2	**3**	4	5
問題22	**1**	2	3	4	5
問題23	1	2	3	4	**5**
問題24	1	2	3	**4**	5
問題25	1	2	**3**	4	5
問題26	1	2	3	**4**	5
問題27	1	2	3	4	**5**
問題28	1	2	3	**4**	5
問題29	1	2	**3**	4	5
問題30	1	**2**	3	4	5

	関係法令 問1～問10	労働衛生 問11～問20	労働生理 問21～問30	合計
満点	100点 (10点×10問)	100点 (10点×10問)	100点 (10点×10問)	300点
合格ライン	40点	40点	40点	180点
取得点				

＊各科目の得点が40%以上で、かつ、全科目の合計得点が60%以上であれば合格。

▼令和４年４月 過去問題 解答一覧

問題	1	2	3	4	5
問題1	■				
問題2				■	
問題3				■	
問題4		■			
問題5					■
問題6			■		
問題7			■		
問題8				■	
問題9		■			
問題10				■	
問題11				■	
問題12					■
問題13				■	
問題14		■			
問題15		■			
問題16			■		
問題17					■
問題18	■				
問題19			■		
問題20	■				
問題21					■
問題22	■				
問題23		■			
問題24			■		
問題25				■	
問題26		■			
問題27					■
問題28			■		
問題29					■
問題30					■

	関係法令 問1～問10	労働衛生 問11～問20	労働生理 問21～問30	合計
満点	100点 (10点×10問)	100点 (10点×10問)	100点 (10点×10問)	300点
合格ライン	40点	40点	40点	180点
取得点				

＊各科目の得点が40%以上で、かつ、全科目の合計得点が60%以上であれば合格。

▼令和3年10月 過去問題 解答一覧

問題	解答欄				
問題1	**1**	2	3	4	5
問題2	1	2	3	4	**5**
問題3	1	2	3	**4**	5
問題4	1	**2**	3	4	5
問題5	1	2	**3**	4	5
問題6	1	2	3	**4**	5
問題7	1	2	3	4	**5**
問題8	**1**	2	3	4	5
問題9	1	2	3	**4**	5
問題10	1	2	**3**	4	5
問題11	1	2	3	**4**	5
問題12	**1**	2	3	4	5
問題13	1	2	3	**4**	5
問題14	**1**	2	3	4	5
問題15	1	2	3	4	**5**
問題16	1	2	3	**4**	5
問題17	**1**	2	3	4	5
問題18	1	2	3	**4**	5
問題19	1	2	**3**	4	5
問題20	1	2	3	4	**5**
問題21	1	2	3	4	**5**
問題22	**1**	2	3	4	5
問題23	1	2	**3**	4	5
問題24	**1**	2	3	4	5
問題25	1	2	3	4	**5**
問題26	1	2	3	4	**5**
問題27	1	2	3	**4**	5
問題28	1	2	3	**4**	5
問題29	1	**2**	3	4	5
問題30	1	2	3	**4**	5

	関係法令	労働衛生	労働生理	合計
	問1～問10	問11～問20	問21～問30	
満点	100点 (10点×10問)	100点 (10点×10問)	100点 (10点×10問)	300点
合格ライン	40点	40点	40点	180点
取得点				

＊各科目の得点が40%以上で、かつ、全科目の合計得点が60%以上であれば合格。

▼令和3年4月 過去問題 解答一覧

問題	解答欄				
問題1	**1**	2	3	4	5
問題2	1	2	3	4	**5**
問題3	1	2	3	**4**	5
問題4	1	**2**	3	4	5
問題5	1	2	**3**	4	5
問題6	1	2	**3**	4	5
問題7	1	**2**	3	4	5
問題8	1	2	3	**4**	5
問題9	1	2	3	**4**	5
問題10	**1**	2	3	4	5
問題11	1	**2**	3	4	5
問題12	1	2	3	**4**	5
問題13	1	2	3	**4**	5
問題14	1	**2**	3	4	5
問題15	1	**2**	3	4	5
問題16	1	2	3	**4**	5
問題17	1	2	3	**4**	5
問題18	1	2	**3**	4	5
問題19	**1**	2	3	4	5
問題20	**1**	2	3	4	5
問題21	1	2	3	4	**5**
問題22	1	2	**3**	4	5
問題23	1	**2**	3	4	5
問題24	**1**	2	3	4	5
問題25	1	2	3	4	**5**
問題26	**1**	2	3	4	5
問題27	1	2	3	**4**	5
問題28	1	2	3	**4**	5
問題29	1	2	**3**	4	5
問題30	1	2	3	4	**5**

	関係法令 問1〜問10	労働衛生 問11〜問20	労働生理 問21〜問30	合計
満点	100点 (10点×10問)	100点 (10点×10問)	100点 (10点×10問)	300点
合格ライン	40点	40点	40点	180点
取得点				

＊各科目の得点が40%以上で、かつ、全科目の合計得点が60%以上であれば合格。

著者紹介

衛生管理者試験対策研究会

衛生管理者試験を中心に、試験問題・出題傾向・試験対策などの分析や研究、法令集や試験対策本など関連書籍の執筆などを行うグループ。

第2種衛生管理者
過去7回本試験問題集
'24〜'25年版

発行日　2024年　6月　5日　　第1版第1刷
　　　　2024年　9月 17日　　第1版第2刷

著　者　衛生管理者試験対策研究会

発行者　斉藤　和邦
発行所　株式会社　秀和システム
〒135-0016
東京都江東区東陽2-4-2　新宮ビル2F
Tel 03-6264-3105（販売）Fax 03-6264-3094
印刷所　三松堂印刷株式会社　　Printed in Japan

ISBN978-4-7980-7246-3 C2030

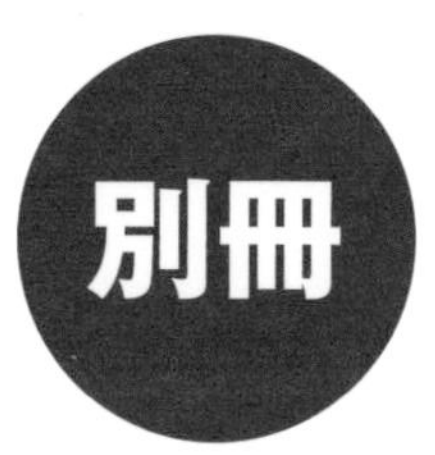

第2種衛生管理者

過去7回 本試験問題集

'24～'25年版

解答・解説

別冊として切り離してお使いいただくことができます。

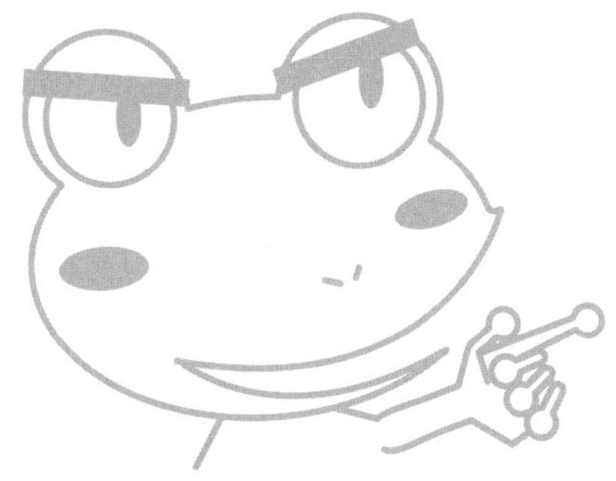

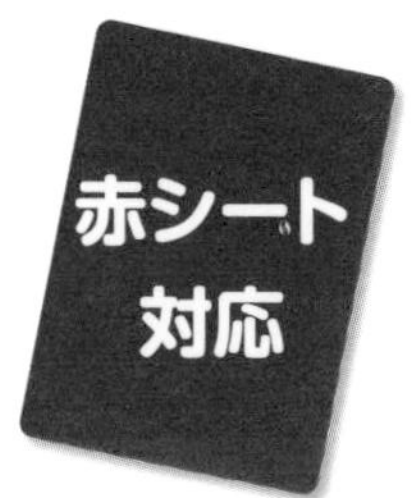

※赤シートは本書に添付していません。
お手持ちのものをお使いください。

秀和システム

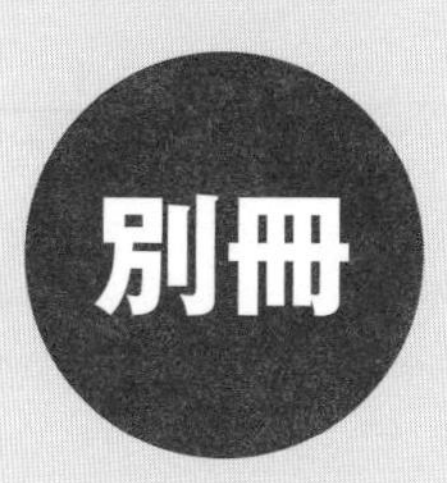

第2種衛生管理者

過去7回本試験問題集

’24〜’25年版

解答・解説

秀和システム

CONTENTS

法令略称

本書で掲載している法令は、以下のように略しています。

●労働基準法

労働基準法	➡	労基法
労働基準法施行規則	➡	労基則
年少者労働基準規則	➡	年少則
女性労働基準規則	➡	女性則

●労働安全衛生法

労働安全衛生法	➡	安衛法
労働安全衛生法施行令	➡	安衛令
労働安全衛生規則	➡	安衛則
事務所衛生基準規則	➡	事務所則

試験問題は、公益財団法人安全衛生技術試験協会より、毎年４月と10月の年２回、期間中に実施された本試験問題の中から１回分が公表されています。各会場で毎回同じ問題（公表問題）が出題されているわけではありません。

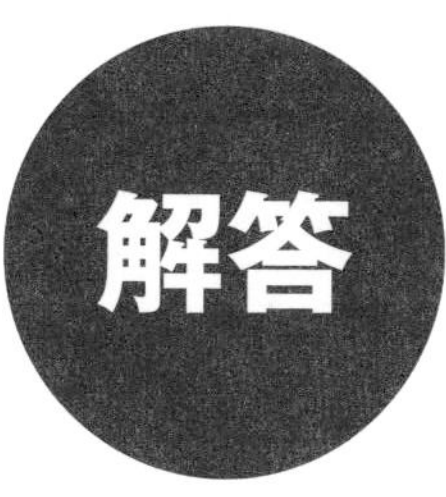

令和6年4月
過去問題
（公表本試験問題）

各解説の○×は、学習のしやすさを考慮して、内容の正誤を表しています。

問1 答え (2)　　安全衛生管理体制

(1) ○ 違反していない。常時10人以上、50人未満の事業場では、安全衛生推進者（第1種衛生管理者の業種）または衛生推進者（第2種衛生管理者の業種）を選任すればよい。衛生管理者を選任しなければならないのは、常時50人以上の労働者を使用する事業場である。**(安衛法第12条の2、安衛則第12条の2)**

(2) × 違反している。常時100人の労働者を使用する水道業の事業場では、第一種衛生管理者もしくは衛生工学衛生管理者免許を有する者等のうちから、衛生管理者を1人選任しなければならない。**(安衛則第7条第1項第3号ロ、第4号)** **新傾向**

(3) ○ 違反していない。常時200人の労働者を使用する不動産業の事業場では、第一種衛生管理者、第二種衛生管理者もしくは衛生工学衛生管理者免許を有する者等のうちから、衛生管理者を1人選任しなければならない。**(安衛則第7条第1項第3号ロ、第4号)** **新傾向**

(4) ○ 違反していない。**(安衛則第7条第1項第3号ロ、第4号)**

(5) ○ 違反していない。常時500人を超え、1,000人以下の労働者を使用する各種商品小売業の事業場では、第一種衛生管理者、第二種衛生管理者もしくは衛生工学衛生管理者等の免許を有するものの中から、3人以上の衛生管理者を選任する。また、衛生管理者を2人以上選任する場合は、その中に労働衛生コンサルタントがいれば、うち1人は専属でなくてもかまわない。言い換えると、衛生管理者を複数選任する場合は、そのうち1人のみ労働衛生コンサルタント（外部委託＝専属でない）でもかまわない。**(安衛則第7条第1項第2号、第3号ロ、第4号)**

衛生管理者の必要人数 (安衛則第7条第1項第4号)

事業場の規模（常時使用する労働者数）	選任する衛生管理者数
50人～200人	1人以上
201人～500人	2人以上
501人～1,000人	3人以上
1,001人～2,000人	4人以上
2,001人～3,000人	5人以上
3,001人～	6人以上

業種の区分（安衛則第7条第1項第3号）

第1種衛生管理者 衛生工学衛生管理者	農林畜水産業、鉱業、建設業、製造業、電気業、ガス業、水道業、熱供給業、運送業、自動車整備業、機械修理業、医療業、清掃業
第2種衛生管理者	上記以外の業種（商店、スーパーマーケット、書店、金融業、各種商品卸売業、警備業　など）

問2　答え（5）　総括安全衛生管理者

(1) ○ 義務付けられている。（安衛法第10条、安衛令第2条第2号）

(2) ○ 義務付けられている。（安衛法第10条、安衛令第2条第2号）

(3) ○ 義務付けられている。（安衛法第10条、安衛令第2条第2号）

(4) ○ 義務付けられている。（安衛法第10条、安衛令第2条第2号）

(5) × 義務付けられていない。常時1,000人以上の労働者を使用する、警備業の事業場では、総括安全衛生管理者を選任しなければならないが、300人では選任義務はない。（安衛法第10条、安衛令第2条第1項第3号）

総括安全衛生管理者の選任（安衛令第2条）

業種	労働者数
1　林業、鉱業、建設業、運送業、清掃業	100人以上
2　製造業（物の加工業を含む）、電気業、ガス業、熱供給業、水道業、通信業、各種商品卸売業、家具・建具・じゅう器等卸売業、各種商品小売業、家具・建具・じゅう器小売業、燃料小売業、旅館業、ゴルフ場業、自動車整備業及び機械修理業	300人以上
3　その他の業種（医療業、銀行業など）	1,000人以上

問3　答え（4）　衛生管理者

(1) ○ 定められている。（安衛法第10条第1項第5号、第12条、安衛則第3条の2第2号）
新傾向

(2) ○ 定められている。（安衛法第10条第1項第3号、第12条）

(3) ○ 定められている。（安衛法第10条第1項第2号、第12条）

(4) × 定められていない。労働者の健康を確保するため必要があると認めるとき、事業者に対し、労働者の健康管理等について必要な勧告をするのは、産業医の職務である。（安衛法第13条第5項）

(5) ○ 定められている。（安衛則第11条第1項）

統括安全衛生管理者が統括する業務
衛生管理者の業務（下記のうち、衛生に係る技術的事項を管理）
（安衛法第10条、第12条、安衛則第3条の2）

1. 労働者の危険または健康障害を防止するための措置に関すること
2. 労働者の安全または衛生のための教育の実施に関すること
3. 健康診断の実施その他健康の保持増進のための措置に関すること
4. 労働災害の原因の調査及び再発防止対策に関すること
5. 安全衛生に関する方針の表明に関すること
6. 危険性または有害性等の調査及びその結果に基づき講ずる措置に関すること
7. 安全衛生に関する計画の作成、実施、評価及び改善に関すること

問4 答え（1） 面接指導

（1）○ 記述どおり正しい。（安衛則第52条の21）
（2）× 誤り。要件に該当する労働者から申出があったときは、遅滞なく、面接指導を行わなければならない。（安衛法第66条の10第3項、安衛則第52条の16第2項）
（3）× 誤り。事業者は、面接指導を行った場合は、検査を行った医師等に当該事項を集計させ、その結果について分析させるよう努めなければならない。（安衛則第52条の14）**新傾向**
（4）× 誤り。事業者は面接指導の結果は、記録しておかなければならないが、健康診断個人票に記載しなければならないという規定は無い。（安衛法第66条の10第4項、安衛則第52条の18第1項）
（5）× 誤り。医師についての指名要件は規定されていない。（安衛法第66条の10、安衛則第52条の10）**新傾向**

問5 答え（1） 産業医

（1）× 定められていない。安全衛生に関する方針の表明に関する職務は、総括安全衛生管理者の職務である。（安衛則第3条の2第1号）
（2）○ 定められている。（安衛則第14条第1項第5号）
（3）○ 定められている。（安衛則第14条第1項第1号）
（4）○ 定められている。（安衛則第14条第1項第8号）
（5）○ 定められている。（安衛則第14条第1項第9号）

産業医の職務（抜粋）（安衛則第14条）

1. 健康診断および面接指導の実施、それらの結果に基づく労働者の健康を保持するための措置に関すること。
2. 作業環境の維持管理に関すること。
3. 作業の管理に関すること。
4. 衛生教育に関すること。
5. 労働者の健康障害の原因の調査及び再発防止のための措置に関すること。

問6 答え（5） 新傾向 労働衛生コンサルタント

(1) ○ 記述どおり正しい。（安衛法第81条第2項）
(2) ○ 記述どおり正しい。（安衛法第83条、コンサルタント則第10条）
(3) ○ 記述どおり正しい。（安衛法第84条第1項）
(4) ○ 記述どおり正しい。（安衛法第85条第2項、第86条第2項）
(5) × 誤り。ストレスチェックの実施者は、医師や保健師、法廷の研修を修了した歯科医師、看護師、精神保健福祉士または公認心理士である。（安衛則第52条の10）

問7 答え（1） 定期健康診断

(1) × 該当しない（省略できない）。（安衛則第44条第1項、第2項）
(2) ○ 該当する（省略できる）。（安衛則第44条第1項、第2項）
(3) ○ 該当する（省略できる）。（安衛則第44条第1項、第2項）
(4) ○ 該当する（省略できる）。（安衛則第44条第1項、第2項）
(5) ○ 該当する（省略できる）。（安衛則第44条第1項、第2項）

定期健康診断項目（安衛則第44条第1項、第2項）

1.既往歴及び業務歴の調査
2.自覚症状及び他覚症状の有無の検査
3.身長○、体重、腹囲○、視力・聴力の検査
4.胸部エックス線検査及び喀痰検査○
5.血圧の測定
6.貧血検査○
7.肝機能検査○
8.血中脂質検査○
9.血糖検査○
10.尿検査
11.心電図検査○

○：厚生労働大臣が定める基準に基づく医師の判断により省略可

問8　答え (2) ………… 空気調和設備等による調整

(1) × 誤り。
(2) ○ 正しい。
「① 空気調和設備又は機械換気設備を設けている場合は、室に供給される空気が、1気圧、温度25℃とした場合の当該空気中に占める二酸化炭素の含有率が100万分の1,000以下となるように、当該設備を調整しなければならない。
② ①の設備により室に流入する空気が、特定の労働者に直接、継続して及ばないようにし、かつ、室の気流を0.5m/s以下としなければならない。」
(事務所則第5条第1項第2号、第2項)
(3) × 誤り。
(4) × 誤り。
(5) × 誤り。

問9　答え (4) ………… 労働時間

(1) × 誤り。災害など避けられない事由により臨時の必要がある場合は、時間外労働の協定をしなくても、行政官庁への届出により、時間外労働、休日労働及び深夜労働をさせることができる。**(労基法第33条第1項)**
(2) × 誤り。労働時間に関する規定の適用については、事業場を異にする場合においても、労働時間を通算する。**(労基法第38条第1項)**
(3) × 誤り。労働時間が6時間を超える場合は少なくとも45分、8時間を超える場合は少なくとも1時間の休憩時間を、労働時間の途中に与えなければならない。**(労基法第34条第1項)**
(4) ○ 記述どおり正しい。**(労基法第41条第1項第2号)**
(5) × 誤り。フレックスタイム制の清算期間は、3か月以内の期間に限られる。**(労基法第32条の3第1項第2号)**

問10　答え (5) ………… 年次有給休暇

(1) × 誤り。
(2) × 誤り。
(3) × 誤り。
(4) × 誤り。
(5) ○ 正しい。週所定労働時間が30時間以上で、雇い入れ日から起算して6か月以上継続勤務し、直近の1年間に全労時間の8割以上出勤した労働者に対しては、下表のように勤続年数に応じた休暇を与えなければならない。問題文の継続勤務年数3.6年の場合、年次有給休暇の付与日数は14日となる。なお、週所定労働時間が30時間未満、かつ週所定労働日数が4日以下であるパートタイムなど所定労働日数が少ない労働者については、別途の規定がある。
(労基法第39条第1〜3項、労基則第24条の3)

継続勤務年数と年次有給休暇日数 (労基法第39条第1項、第2項)

0.5年	1.5年	2.5年	3.5年	4.5年	5.5年	6.5年以上
10日	11日	12日	14日	16日	18日	20日

労働衛生

問11 答え (2) 事務室等の作業環境管理

(1) × 誤り。
(2) ○ 正しい。

$$必要換気量 (m^3/h) = \frac{在室者全員が1時間に呼出する二酸化炭素量 (m^3/h)}{室内二酸化炭素基準濃度 (\%) - 外気の二酸化炭素濃度 (\%)} \times 100$$

なお、濃度の単位が%でなくppm (1ppm＝0.0001%) で表されている場合は、式の最後が「× 1,000,000」となるので注意のこと。

(3) × 誤り。
(4) × 誤り。
(5) × 誤り。

問12 答え (5) 温熱条件

(1) ○ 記述どおり正しい。温度環境は、気温、湿度、気流及び放射熱 (ふく射熱) の4つの温熱要素によって決まる。
(2) ○ 記述どおり正しい。
(3) ○ 記述どおり正しい。一般的に「湿度」というときは、この相対湿度を指す。
(4) ○ 記述どおり正しい。なお、屋内の場合及び屋外で太陽照射のない場合は、自然湿球温度及び黒球温度の値から算出される。
(5) × 誤り。算出したWBGTの値が、作業内容に応じて設定されたWBGT基準値を超えている場合には、熱中症が発生するリスクが高まる。熱中症のリスク評価指標として、作業強度等に応じたWBGT基準値が示されている。WBGT基準値は、健康な作業者を基準に、ばく露されてもほとんどの者が有害な影響を受けないレベルに相当するものとして設定されている。

問13　答え（3） 採光と照明

（1）○ 記述どおり正しい。ルクスは照度（単位面積あたりに入射する光束）の単位、カンデラは光度（単位時間あたりの光の量）の単位。
（2）○ 記述どおり正しい。
（3）× 誤り。作業室全体の照度は、作業面の局部照明による照度の少なくとも10分の1（10%）以上、一般に5分の1（20%）くらいが望ましい。
（4）○ 記述どおり正しい。部屋の彩色として、目の高さ以下はまぶしさを防ぎ安定感を出すために濁色とし、目より上方の壁や天井は明るい色にするとよい。
（5）○ 記述どおり正しい。

問14　答え（5） メンタルヘルスケア

（1）○ 記述どおり正しい。**（安衛法第18条、安衛則第22条、メンタルヘルス指針：4）**
（2）○ 記述どおり正しい。**（メンタルヘルス指針：5）**
（3）○ 記述どおり正しい。**（メンタルヘルス指針：2-②）**
（4）○ 記述どおり正しい。**（メンタルヘルス指針：2-③）**
（5）× 適切でない。衛生委員会や安全衛生委員会において、「ストレスチェック制度に関する調査審議とメンタルヘルスケアに関する調査審議を関連付けて行うことが望ましい」とされている。**（安衛法第18条、安衛則第22条、メンタルヘルス指針：3）** **新傾向**

問15　答え（4） 健康測定

（1）○ 正しい。
（2）○ 正しい。柔軟性の測定法としては、立位（又は座位）の体前屈がある。
（3）○ 正しい。
（4）× 誤り。敏しょう性の運動機能検査項目の測定法として、全身反応時間がある。全身反応測定は、一般的に反応開始の合図から足が跳躍台（マット）を離れるまでの時間を測る。
（5）○ 正しい。全身持久性の運動機能検査項目の測定法として、自転車エルゴメーターによる最大酸素摂取量間接測定法がある。

問16 答え (2) ……… 労働衛生統計

(1) × 誤り。

(2) ○ 正しい。計算式は下記の通り。

$$偽陽性率(\%)=\frac{陽性・疾病無し}{(陽性・疾病無し)+(陰性・疾病無し)}\times 100$$

$$=200\div(200+775)\times 100\fallingdotseq 20.51\%$$

$$偽陰性率(\%)=\frac{陰性・疾病有り}{(陽性・疾病有り)+(陰性・疾病有り)}\times 100$$

$$=5\div(20+5)\times 100=20.0\%$$

(3) × 誤り。

(4) × 誤り。

(5) × 誤り。

問17 答え (3) ……… 脳血管障害、虚血性心疾患

(1) ○ 記述どおり正しい。

(2) ○ 記述どおり正しい。

(3) × 誤り。くも膜下出血は、通常、脳動脈瘤(りゅう)が破れた直後、激しい頭痛で発症する。
新傾向

(4) ○ 記述どおり正しい。

(5) ○ 記述どおり正しい。

問18 答え (5) 新傾向 ……… 骨折

(1) × 誤り。単純骨折(閉鎖骨折)とは、皮膚の下で骨が折れているが、皮膚にまで損傷が及んでいない状態をいう。骨にひびが入った状態(不完全骨折)は、単純骨折の一つである。

(2) × 誤り。複雑骨折(開放骨折)は、骨の折端が皮膚の外に出ている状態をいう。

(3) × 誤り。骨にひびの入った状態を不完全骨折といい、骨が完全に折れている状態を完全骨折という。完全骨折では、骨折端どうしが擦れ合う軋轢音や変形などが認められる。

(4) × 誤り。脊髄損傷が疑われる場合は、できるだけ動かさないようにしなければならない。もし搬送しなければならないときは、硬い板等に乗せて行う。

(5) ○ 記述どおり正しい。

骨折の種類

単純骨折（閉鎖骨折）	皮膚の下で骨が折れているが、皮膚にまで損傷が及んでいない状態。
複雑骨折（開放骨折）	骨の折端が皮膚の外に出ている状態、皮膚に損傷が及んでいる状態。感染症が起こりやすく治りにくい。

不完全骨折	骨にひびが入った状態、骨が完全に離断していない状態。
完全骨折	骨が完全に離断し、連続性を失った状態。完全骨折では、骨折端どうしが擦れ合う軋轢（あつれき）音や変形などが認められる。

問19 答え（3） ……… 食中毒

(1) × 誤り。ノロウイルスによる食中毒は、ウイルスが付着した食品を食べることなどにより、ウイルスが体内で増殖して発症する、ウイルス性食中毒である。

(2) × 誤り。ウイルスの感染性は、85℃以上で1分以上の煮沸で失われる。ノロウイルスの失活化には、エタノールや逆性石鹸（けん）はあまり効果がなく、煮沸消毒または塩素系の消毒剤が効果的である。

(3) ○ 記述どおり正しい。潜伏期間は、1～2日（24～48時間）である。

(4) × 誤り。ノロウイルスによる食中毒は、冬季を中心に年間を通じて発症する。

(5) × 誤り。ノロウイルスによる食中毒の症状は、吐き気、嘔吐、下痢、腹痛、発熱である。

問20 答え（1） 新傾向 ……… 健康測定

(1) ○ 記述どおり正しい。BMI（body mass index）＝体重（kg）／身長（m）^{2}で算出し、この値が18.5以上25未満を普通（正常）、25以上を肥満、18.5未満を低体重とする。

(2) × 誤り。BMIは、身長と体重から算出する。

(3) × 誤り。理由は同上。

(4) × 誤り。腹囲は、内臓脂肪の面積と直線的な比例関係にある。

(5) × 誤り。BMIによる肥満度の判定基準は、男女共通の数値が用いられる。

労働生理

問21 答え（3） ……… 呼吸

(1) × 誤り。呼吸は、横隔膜や肋（ろっ）間筋などの呼吸筋が収縮と弛（し）緩をすることで胸腔（くう）内の圧力を変化させ、肺を受動的に伸縮させることにより行われる。

(2) × 誤り。肺胞内の空気と肺胞を取り巻く毛細血管中の血液との間で行われる酸素と二酸化炭素のガス交換を外呼吸という。内呼吸(組織呼吸)は、全身の毛細血管中の血液が各組織細胞に酸素を渡して二酸化炭素を受け取るガス交換である。

(3) ○ 記述どおり正しい。なお、呼気の約80%は窒素である。

(4) × 誤り。チェーンストークス呼吸とは、呼吸中枢の機能低下により「15～20秒の無呼吸 → 深く早い呼吸 → 浅くゆっくりした呼吸」を繰り返す状態をいい、重症化した心不全や脳卒中などが原因となる。なお、「チェーンストークス」の語は、人名に由来する。

(5) × 誤り。身体活動時には、血液中の二酸化炭素分圧の上昇などにより呼吸中枢が刺激され、1回換気量及び呼吸数が増加する。

問22 答え (1) …… 神経と脳

(1) × 誤り。神経細胞の細胞体が集合しているところを、中枢神経系では神経核といい、末梢神経系では神経節という。問題文は、説明が逆である。なお、神経核は、中枢神経系である脳や脊髄の中にある神経細胞体が塊状に集まっている部分をいい、神経節は、末梢神経の途中で局部的に神経細胞が集合して太くなり結節状をしている部分をいう。

(2) ○ 記述どおり正しい。

(3) ○ 記述どおり正しい。交感神経系は、活動するときに働く神経系で、日中に活動が高まり、心拍数を増加させ、消化管の運動を低下する。

(4) ○ 記述どおり正しい。自律神経系は、交感神経系と副交感神経系とに分類され、各種臓器において双方の神経線維が分布し、相反する作用を有している。

(5) ○ 記述どおり正しい。

問23 答え (1) …… 心臓と血液循環

(1) × 誤り。心臓は、心臓の中にある洞結節(どうけっせつ)と呼ばれるペースメーカーで発生した刺激が、刺激伝導系を介して心筋に伝わることにより、規則正しく収縮と拡張をくり返す。

(2) ○ 記述どおり正しい。肺循環は、右心室から肺動脈を経て肺の毛細血管に入り、肺静脈を通って左心房に戻る血液の循環である。

(3) ○ 記述どおり正しい。肺動脈を流れる血液は静脈血であり、肺静脈を流れる血液は動脈血である。

(4) ○ 記述どおり正しい。

(5) ○ 記述どおり正しい。動脈硬化は、心筋梗塞や脳梗塞の原因となる。

問24　答え（1）　栄養素の消化と吸収／肝臓

（1）× 誤り。脂肪は、膵臓から分泌される消化酵素である膵リパーゼにより、脂肪酸とグリセリンに分解される。なお、アミラーゼは、膵臓と唾液腺から分泌される消化酵素で、炭水化物をブドウ糖に分解する。

（2）○ 記述どおり正しい。

（3）○ 記述どおり正しい。肝臓は、コレステロールとリン脂質を合成し、また、余剰の蛋白質と糖質を中性脂肪に変換する。

（4）○ 記述どおり正しい。コレステロールやリン脂質は、細胞膜の主要な成分であり、脳や神経組織などに多く含まれている。

（5）○ 記述どおり正しい。

問25　答え（3）　腎臓と尿

（1）○ 正しいものを含む組合せ（Bは正しい）。

（2）○ 正しいものを含む組合せ（Cは正しい）。

（3）× 誤っているものの組合せ。

A × 誤り。糸球体から血液中の血球および蛋白質以外の成分がボウマン囊中に濾し出され、原尿が生成される。糖は濾し出される。なお、腎小体は、毛細血管の集合体である糸球体と、それを包み込んでいるボウマン囊から成る。血球や蛋白質といった大きな分子は、糸球体から原尿中に濾し出されない。

B ○ 記述どおり正しい。尿細管では、原尿に含まれる大部分の水分及び電解質、糖などの栄養物質が血液中に再吸収され、残りが尿として生成される。

C ○ 記述どおり正しい。尿は、その95%は水、残りの5%が固形物で構成され、通常、弱酸性である

D × 誤り。尿酸は、体内のプリン体と呼ばれる物質の代謝物で、血液中の尿酸の量の検査が広く行われている。血液中の尿酸値が高くなる高尿酸血症は、関節の痛風発作などの原因となるほか、動脈硬化とも関連するとされている。

（4）○ 正しいものの組合せ。

（5）○ 正しいものを含む組合せ（Cは正しい）。

尿の生成

	糸球体から ボウマン囊へのろ過	尿細管での再吸収
アミノ酸、ブドウ糖（グルコース）	濾し出される	再吸収される
水、電解質	濾し出される	状態に応じて再吸収される
蛋白質、血球	濾し出されない	—

問26 答え (5) 感覚器

(1) ○ 記述どおり正しい。なお、眼軸が長過ぎるために、平行光線が網膜の前方で像を結ぶものを近視という。

(2) ○ 記述どおり正しい。

(3) ○ 記述どおり正しい。一般に冷覚の方が温覚よりも鋭敏で、温感は徐々に起こるが、冷感は急速に現れる。

(4) ○ 記述どおり正しい。なお、内臓の動きや炎症などを感じて、内臓痛を認識する感覚は、内臓感覚である。

(5) × 誤り。平衡感覚に関係する器官である前庭及び半規管は、内耳にあって、体の傾きや回転の方向を知覚する。前庭は体の傾きの方向や大きさを感じ、半規管は体の回転の方向や速度を感じる。

問27 答え (1) ホルモン

(1) × 誤りの組合せ。アルドステロンは、副腎皮質から分泌され、体液中の塩類バランスを調節するはたらきをする。血糖量を増加させるのは、膵(すい)臓から分泌されるグルカゴンや副腎皮質から分泌されるコルチゾールである。

(2) ○ 正しい組合せ。

(3) ○ 正しい組合せ。

(4) ○ 正しい組合せ。**新傾向**

(5) ○ 正しい組合せ。

ホルモンとその働き

ホルモン	分泌臓器	働き
アドレナリン	副腎髄質	血管収縮、血圧上昇、心拍数増加作用。肝臓のグリコーゲンの分解を促進して、血糖を上昇させる。筋活動を円滑に遂行するように身体の態勢を整える。
インスリン	膵臓	血糖量を減少させる。
グルカゴン	膵臓	血糖量を増加させる。
コルチゾール	副腎皮質	血糖量を増加させる。
アルドステロン	副腎皮質	体液中の塩類バランスを調節する。
副腎皮質刺激ホルモン	下垂体	副腎皮質の活性化
プロラクチン	下垂体	黄体形成の促進
パラソルモン	副甲状腺	体液中のカルシウムバランスを調節する。
メラトニン	脳の松果体	生体リズム（概日リズム／サーカディアンリズム）を調節する。睡眠にも関係。
セクレチン	十二指腸	消化液分泌促進
ガストリン	胃粘膜	胃酸の分泌を促進する。

問28 答え(5) 血液と免疫

(1) ○ 記述どおり正しい。

(2) ○ 記述どおり正しい。

(3) ○ 記述どおり正しい。抗体は、抗原に特異的に結合し、抗原の働きを抑える働きがある。なお、免疫には、リンパ球が産生する抗体によって病原体を攻撃する体液性免疫と、リンパ球などが直接に病原体などを取り込んで排除する細胞性免疫の二つがある

(4) ○ 記述どおり正しい。好中球は、白血球の約60%を占め、偽足を出してアメーバ様運動を行い、体内に侵入してきた細菌などを貪食(どんしょく)する。

(5) × 誤り。白血球の一種であるリンパ球には、細菌や異物を認識し攻撃するTリンパ球と抗体を産生するBリンパ球などがある。問題文は、Tリンパ球とBリンパ球の説明が逆である。

問29 答え(1) ストレス

(1) × 誤り。ストレッサーは、その強弱にかかわらず、自律神経系と内分泌系を介して、心身の活動を亢進(こうしん)する。

(2) ○ 記述どおり正しい。

(3) ○ 記述どおり正しい。

(4) ○ 記述どおり正しい。

(5) ○ 記述どおり正しい。

問30 答え(1) 体温調節

(1) ○ 記述どおり正しい。体温調節中枢は、間脳の視床下部にあり、産熱と放熱とのバランスを維持し、体温を一定に保つよう機能している。

(2) × 誤り。外部環境が変化しても身体内部の状態を一定に保つ生体の仕組みは恒常性(ホメオスタシス)といい、自律神経系と内分泌系により調整されている。

(3) × 誤り。寒冷な環境においては、皮膚の血管が収縮して血液量を減少し、体外に放散させる熱の量を減らす。なお、暑熱な環境においては、皮膚の血管が拡張して血流量を増やし、発汗量も増やすことで、人体からの熱の放散が促進される。

(4) × 誤り。計算上、体重70kgの人の体表面から100gの汗が蒸発すると、体温が約1℃下がる。体重70kgの人の熱容量(58.1kcal)は、水100ml(100g)の気化熱(58kcal)とほぼ等しくなる。

(5) × 誤り。発汗していない状態でも皮膚及び呼気から1日約850gの水が蒸発があり、これを不感蒸泄(せつ)という。

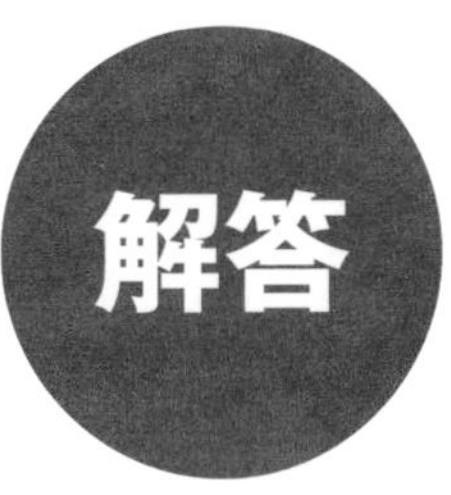

令和５年10月
過去問題
（公表本試験問題）

各解説の○×は、学習のしやすさを考慮して、内容の正誤を表しています。

関係法令

問1　答え (3)　安全衛生管理体制

(1) ○ 記述どおり正しい。常時300人以上の労働者を使用する、百貨店等の各種商品小売業の事業場においては、総括安全衛生管理者を選任しなければならない。**(安衛法第10条、安衛令第2条第1項第2号)**

(2) ○ 記述どおり正しい。**(安衛則第7条第1項第3号ロ、第4号)**

(3) × 誤り。運送業の事業場では、第一種衛生管理者もしくは衛生工学衛生管理者免許を有する者等のうちから、衛生管理者を選任しなければならない。**(安衛則第7条第1項第3号ロ、第4号)**

(4) ○ 記述どおり正しい。**(安衛則第7条第1項第3号ロ)** **新傾向**

(5) ○ 記述どおり正しい。**(安衛則第7条第1項第3号ロ)**

総括安全衛生管理者の選任 (安衛令第2条)

業種	労働者数
1　林業、鉱業、建設業、運送業、清掃業	100人以上
2　製造業(物の加工業を含む)、電気業、ガス業、熱供給業、水道業、通信業、各種商品卸売業、家具・建具・じゅう器等卸売業、各種商品小売業、家具・建具・じゅう器小売業、燃料小売業、旅館業、ゴルフ場業、自動車整備業及び機械修理業	300人以上
3　その他の業種(医療業、銀行業など)	1,000人以上

業種の区分 (安衛則第7条第1項第3号)

第1種衛生管理者 衛生工学衛生管理者	農林畜水産業、鉱業、建設業、製造業、電気業、ガス業、水道業、熱供給業、運送業、自動車整備業、機械修理業、医療業、清掃業
第2種衛生管理者	上記以外の業種(商店、スーパーマーケット、書店、金融業、各種商品卸売業、警備業　など)

問2　答え (2)　産業医

(1) ○ 記述どおり正しい。**(安衛法第13条第1項、安衛令第5条)**

(2) × 誤り。常時3,000人を超える労働者を使用する事業場では、2人以上の産業医を選任しなければならない。**(安衛法第13条第1項、安衛則第13条第1項第4号)**

(3) ○ 記述どおり正しい。常時1,000人以上の労働者を従事させる事業場、または一定の有害業務に常時500人以上の労働者を従事させる事業場においては、産業医はその事業場に専属の者でなければならない。重量物の取扱い等重激

な業務、深夜業を含む業務などは、一定の有害業務に該当する。**(安衛法第13条第1項、安衛則第13条第1項第3号)**

(4) ○ 記述どおり正しい。**(安衛則第15条第1項)**

(5) ○ 記述どおり正しい。**(安衛則第14条第3項)**

問3 答え (4) ……………… 衛生委員会

(1) ○ 記述どおり正しい。**(安衛法第17条第4項、第18条第4項)**

(2) ○ 記述どおり正しい。**(安衛法第17条第3項、第18条第4項)**

(3) ○ 記述どおり正しい。衛生管理者のうちから事業者が指名した者を、衛生委員会の委員として指名することができる。なお、衛生管理者を複数選任する場合は、うち1人のみ労働衛生コンサルタント(外部委託=専属でない)でもかまわない。**(安衛法第18条第2項第2号、安衛則第7条第1項第2号)**

(4) × 誤り。衛生委員会の委員として指名できる作業環境測定士は、当該事業場の労働者で作業環境測定を実施している者とされている。作業環境測定機関の作業環境測定士を委員とすることはできない。**(安衛法第18条第3項)**

(5) ○ 記述どおり正しい。**(安衛法第18条第1項第4号、安衛則第22条第9号)**

衛生委員会の構成委員(安衛法第18条第2項～第4項)

	業種	労働者数
構成委員	1. 総括安全衛生管理者または事業の実施を統括管理する者もしくはこれに準じた者(委員長=議長)	1名
	2. 衛生管理者	1名以上
	3. 産業医(事業場に専属でなくても可)	1名以上
	4. 当該事業場の労働者で衛生に関し経験を有する者	1名以上

*当該事業場の労働者で、作業環境測定を実施している作業環境測定士を委員として指名することもできる

問4 答え (4) ……………… 健康診断

(1) ○ 記述どおり正しい。**(安衛則第43条第1項)**

(2) ○ 記述どおり正しい。**(安衛則第43条第1項第3号)**

(3) ○ 記述どおり正しい。**(安衛則第45条第1項)**

(4) × 誤り。定期健康診断を受けた労働者に対しては、異常の所見が認められなかった者を含め、遅滞なく、健康診断の結果を通知しなければならない。**(安衛則第51条の4)**

(5) ○ 記述どおり正しい。**(安衛則第51条)** **新傾向**

問5 答え (1) …… 衛生基準

(1) ○ 違反していない。常時50人以上または常時女性30人以上の労働者を使用する事業場では、労働者が臥床することのできる休養室又は休養所を、男性用と女性用に区別して設けなければならないが、問題文の事業所はこれに該当しない。(安衛則第618条(休養室等))

(2) × 違反している。労働者を常時就業させる屋内作業場の気積は、設備の占める容積及び床面から4mを超える高さにある空間を除き、労働者1人について10m³以上としなければならない。したがって、50人×10m³＝500m³より、500m³以上としなければならない。(安衛則第600条、事務所則第2条)

(3) × 違反している。日常行う清掃のほか、大掃除を6月以内ごとに1回、定期に、統一的に行うことと規定されている。(安衛則第619条第1項第1号、事務所則第15条第1項)

(4) × 違反している。事業場に附属する食堂の床面積は、食事の際の1人について、1m²以上としなければならない。(安衛則第630条第1項第2号)

(5) × 違反している。換気設備を設けていない場合は、窓その他の開口部の直接外気に向って開放することのできる面積が、常時床面積の20分の1以上でなければならない。(安衛則第601条第1項)

問6 答え (5) 新傾向 …… 労働衛生コンサルタント

(1) ○ 記述どおり正しい。(安衛法第81条第2項)

(2) ○ 記述どおり正しい。(コンサルタント則第10条)

(3) ○ 記述どおり正しい。(安衛法第84条第1項)

(4) ○ 記述どおり正しい。(安衛法第85条第2項、第86条第2項)

(5) × 誤り。コンサルタントが依頼者の氏名や住所、診断の項目等を記載して3年間保存する義務はあるが、事業者に問題文の義務を課した規定はない。(安衛法第103条第3項、コンサルタント則第22条)

問7 答え (1) …… ストレスチェック

(1) ○ 記述どおり正しい。(安衛法第66条の10第1項、安衛則第52条の10第2項) 新傾向

(2) × 誤り。ストレスチェックの結果は、検査を行った医師等から、本人(ストレスチェックを受けた労働者)に通知されるようにしなければならない。労働者の同意を得ずに、検査の結果を事業者に提供してはならない。(安衛法第66条の10第2項、安衛則第52条の12)

(3) × 誤り。当該事業場の産業医に限られるという規定はない。(安衛法第66条の10、安衛則第52条の10)

(4) × 誤り。面接指導の結果を健康診断個人票に記載しなければならないという規定はない。**(安衛法第66条の10第4項、安衛則第52条の18第1項)**

(5) × 誤り。医師からの意見聴取は、面接指導が行われた後、遅滞なく行わなければならない。**(安衛法第66条の10第5項、安衛則第52条の19第1項)**

問8　答え (2) ……………… **空気調和設備等による調整**

(1) × 誤り。

(2) ○ 正しい。

「① 空気調和設備又は機械換気設備を設けている場合は、室に供給される空気が、1気圧、温度25℃とした場合の当該空気中に占める二酸化炭素の含有率が100万分の1,000以下となるように、当該設備を調整しなければならない。

② ①の設備により室に流入する空気が、特定の労働者に直接、継続して及ばないようにし、かつ、室の気流を0.5m/s以下としなければならない。」

(事務所則第5条第1項第2号、第2項)

(3) × 誤り。

(4) × 誤り。

(5) × 誤り。

問9　答え (2) ……………… **妊産婦**

(1) ○ 記述どおり正しい。**(労基法第36条、第41条第1項第2号、第66条第2項)**

(2) × 誤り。フレックスタイム制に、妊産婦の制限はない。**(労基法第32条の3、第66条第1項)**

(3) ○ 記述どおり正しい。**(労基法第66条第3項)**

(4) ○ 記述どおり正しい。**(労基法第65条第3項)**

(5) ○ 記述どおり正しい。使用者は、産後8週間を経過しない女性を就業させてはならない。ただし、産後6週間を経過した女性が請求した場合において、その者について医師が支障がないと認めた業務に就かせることは、差し支えない。**(労基法第65条第2項)**

問10　答え (2) ……………… **年次有給休暇**

(1) × 誤り。

(2) ○ 正しい。週所定労働時間が30時間未満、かつ週所定労働日数が4日以下である、所定労働日数が少ない労働者（パートタイムなど）については、全労働日の８割以上出勤したときは、下表の通り、週所定労働日数と継続勤務年数に応じて年次有給休暇を付与しなければならない。問題文の週所定労働日数４日、継続勤務年数5.6年の場合、年次有給休暇の付与日数は13日となる。

（労基法第39条第３項、労基則第24条の3）

(3) ✕ 誤り。

(4) ✕ 誤り。

(5) ✕ 誤り。

パートタイム労働者など、所定労働日数が少ない労働者（週所定労働日数が４日以下かつ週所定労働時間が30時間未満の労働者）の年次有給休暇の付与日数

週所定労働日数	１年間の所定労働日数*	継続勤務年数						
		0.5年	1.5年	2.5年	3.5年	4.5年	5.5年	6.5年以上
4日	169日～216日	7日	8日	9日	10日	12日	13日	15日
3日	121日～168日	5日	6日	6日	8日	9日	10日	11日
2日	73日～120日	3日	4日	4日	5日	6日	6日	7日
1日	48日～72日	1日	2日	2日	2日	3日	3日	3日

＊週以外の期間によって労働日数が定められている場合

労働衛生

問11 答え (1) …… 温熱条件

(1) ✕ 誤り。温度環境は、気温、湿度、気流及び放射熱（ふく射熱）の４つの温熱要素によって決まる。

(2) ○ 記述どおり正しい。

(3) ○ 記述どおり正しい。相対湿度は、空気中の水蒸気量と、その温度における飽和水蒸気量との比を百分率で示したもので、乾球温度計と湿球温度計の温度差を利用して求める。

(4) ○ 記述どおり正しい。WBGTには基準値が定められており、WBGT値がWBGT基準値を超えている場合は、熱中症にかかるリスクが高まっていると判断される。

(5) ○ 記述どおり正しい。

問12 答え(4) 事務室等の作業環境管理

(1) ○ Aは正しい(Bは誤り)。
(2) ○ A, Cはどちらも正しい。
(3) ○ Cは正しい(Bは誤り)。
(4) × B, Dはどちらも誤り。
A ○ 記述どおり正しい。
B × 誤り。新鮮外気中の酸素濃度は約21%、二酸化炭素濃度は0.03～0.04%である。
C ○ 記述どおり正しい。
D × 誤り。必要換気量の算出に当たって、室内の二酸化炭素基準濃度は、通常、0.1%とする
(5) ○ Cは正しい(Dは誤り)。

問13 答え(3) 情報機器作業

(1) ○ 記述どおり正しい。ディスプレイについては、おおむね40cm以上の視距離が保てるようにし、画面の上端は、目の高さとほぼ同じか、やや下になるようにすることが望ましい。**(情報機器作業における労働衛生管理のためのガイドライン5(2)ロ)**
(2) ○ 記述どおり正しい。書類上及びキーボード上における照度は300ルクス以上とし、ディスプレイ画面の明るさ、書類及びキーボード面における明るさと周辺の明るさの差はなるべく小さくする。**(情報機器作業における労働衛生管理のためのガイドライン4(1))**
(3) × 誤り。一連続作業時間が1時間を超えないようにし、次の連続作業までの間に10～15分の作業休止時間を設け、かつ、一連続作業時間内において1～2回程度の小休止を設けるようにする。**(情報機器作業における労働衛生管理のためのガイドライン5(1))**
(4) ○ 記述どおり正しい。情報機器作業に係る定期健康診断は、1日に4時間以上情報機器作業を行う者であって「作業中は常時ディスプレイを注視する、または入力装置を操作する必要がある」「作業中、労働者の裁量で適宜休憩をとることや作業姿勢を変更することが困難である」者のほか、作業時間に関わらず、眼や肩の痛みなどの自覚症状がある者が対象となる。**(情報機器作業における労働衛生管理のためのガイドライン別紙)**
(5) ○ 記述どおり正しい。**(情報機器作業における労働衛生管理のためのガイドライン解説7(1)ロ)** **新傾向**

問14　答え(3)　健康診断

(1) ○ 記述どおり正しい。
(2) ○ 記述どおり正しい。
(3) × 誤り。ヘモグロビンA1cは、赤血球中のヘモグロビンに血中のブドウ糖が結合したもので、ヘモグロビン全体に対する割合(%)で表される。過去2～3か月間の血糖値の平均的な状況を反映するため、糖尿病の診断や血糖コントロール状態の評価等に利用される。**新傾向**
(4) ○ 記述どおり正しい。
(5) ○ 記述どおり正しい。

問15　答え(5) 新傾向　喫煙対策

(1) ○ A, Bはどちらも正しい。
(2) ○ Aは正しい(Cは誤り)。
(3) ○ Bは正しい(Cは誤り)。
(4) ○ Bは正しい(Dは誤り)。
(5) × C, Dはどちらも誤り。

A ○ 正しい。第一種施設とは、学校、病院、児童福祉施設、国や地方公共団体の行政機関の庁舎等をいい、原則敷地内禁煙とされている。**(受動喫煙防止ガイドライン2(2)、5(1))**

B ○ 正しい。第二種施設とは、第一種施設および喫煙目的施設以外の施設(一般の事務所や工場、飲食店等も含む)をいい、原則屋内禁煙とされている。**(受動喫煙防止ガイドライン2(2)、5(2))**

C × 誤り。第二種施設において、分煙(「喫煙専用室」や「指定たばこ専用喫煙室」の設置)についての規定はあるが、「時間分煙」の規定はない。**(受動喫煙防止ガイドライン5(2))**

D × 誤り。喫煙専用室内で飲食等を行うことは認められない。**(受動喫煙防止ガイドライン2(7))**

問16　答え(1)　労働衛生統計

(1) × 誤り。生体から得られたある指標が正規分布である場合、そのばらつきの程度は、分散(値のばらつき度合い)や標準偏差(分散の平方根)によって表される。
(2) ○ 記述どおり正しい。
(3) ○ 記述どおり正しい。なお、健康管理統計において、ある時点(例えば、健康診断実施日)での検査における有所見者の割合を有所見率といい、一定期間(例えば、1年間）における有所見者の発生割合を発生率という。また、ある時点の集団に関するデータは静態データといい、ある期間の集団に関するデータは動態データという。

(4) ○ 記述どおり正しい。

(5) ○ 記述どおり正しい。

問17 答え (3) 新傾向 …… 腰痛予防対策

(1) ○ 記述どおり正しい。**（職場における腰痛予防対策指針：健康管理）**

(2) ○ 記述どおり正しい。**（職場における腰痛予防対策指針：健康管理）**

(3) × 誤り。負荷心電図検査は指針に定められていない。**（職場における腰痛予防対策指針：健康管理）**

(4) ○ 記述どおり正しい。**（職場における腰痛予防対策指針：健康管理）**

(5) ○ 記述どおり正しい。**（職場における腰痛予防対策指針：健康管理）**

問18 答え (2) …… 脳血管障害、虚血性心疾患

(1) ○ 記述どおり正しい。

(2) × 誤り。くも膜下出血は、通常、脳動脈瘤（りゅう）が破れた直後、激しい頭痛で発症する。
新傾向

(3) ○ 記述どおり正しい。

(4) ○ 記述どおり正しい。

(5) ○ 記述どおり正しい。

問19 答え (1) …… 食中毒

(1) ○ 記述どおり正しい。感染型食中毒は、食物に付着した細菌そのものの感染による中毒で、代表的なものとして腸炎ビブリオやサルモネラ菌によるものがある。

(2) × 誤り。赤身魚などに多く含まれるヒスチジンが細菌により分解されて生成されるヒスタミンは、加熱により分解されにくい。なお、ヒスタミン食中毒は、鮮度の低下した魚介類などを喫食した直後に発生するアレルギー様食中毒で、症状は発疹、吐き気、腹痛、下痢などである。

(3) × 誤り。フグ毒の主成分で、手足のしびれや呼吸麻痺を起こすのは、テトロドトキシンである。エンテロトキシンは、ブドウ球菌の毒素である。

(4) × 誤り。カンピロバクターは、鶏肉やその内臓肉に不着した細菌で、細菌そのものの感染による中毒（感染型食中毒）により、血便や発熱を伴う急性胃腸炎型の症状を起こす。

(5) × 誤り。ボツリヌス菌は、缶詰や真空パックなど酸素のない密封食品中でも増殖するが、非常に熱に強く、100℃程度では長時間加熱しても殺菌は困難である。

細菌性食中毒

		毒素	感染源
感染型	腸炎ビブリオ（病原性好塩菌）	—	海産の魚介類（新鮮な魚介類も含む）
	サルモネラ菌	—	ネズミなどの糞尿に汚染された食肉や鶏卵
	カンピロバクター	—	鶏肉やその内臓肉
毒素型	ブドウ球菌	エンテロトキシン（耐熱性）	調理する人の"手"を介して汚染
	ボツリヌス菌	ボツリヌス毒素（毒性の強い神経毒）	缶詰、真空パック食品など酸素のない食品中で増殖
	大腸菌（O-157やO-111）	ベロ毒素（赤痢菌の毒素と類似）	牛などの糞便に汚染された食肉
	カビ	アフラトキシン	

問20 答え (2)　健康測定

(1) × 誤り。

(2) ○ 正しい。BMI＝体重(kg)／身長(m)^{2}より、80(kg)／1.75(m)^2≒26.12。なお、BMI値の算出に、腹囲の値は使わない。

(3) × 誤り。

(4) × 誤り。

(5) × 誤り。

労働生理

問21 答え (4)　血液と免疫

(1) ○ 記述どおり正しい。

(2) ○ 記述どおり正しい。血漿中には、アルブミン、グロブリンなどの蛋白質が含まれている。アルブミンは血液の浸透圧の維持に関与し、グロブリンは免疫物質の抗体を含む。

(3) ○ 記述どおり正しい。好中球は、白血球の約60%を占め、偽足を出してアメーバ様運動を行い、体内に侵入してきた細菌などを貪食(どんしょく)する。

(4) × 誤り。白血球の一種であるリンパ球には、細菌や異物を認識し攻撃するTリンパ球と抗体を産生するBリンパ球などがあり、免疫反応に関与している。

(5) ○ 記述どおり正しい。

問22 答え (1) …… 心臓と血液循環

(1) × 誤り。心臓は、心臓の右心房の中にある洞結節(どうけっせつ)と呼ばれるペースメーカーで発生した刺激が、刺激伝導系を介して心筋に伝わることにより、規則正しく収縮と拡張をくり返す。**新傾向**

(2) ○ 記述どおり正しい。

(3) ○ 記述どおり正しい。

(4) ○ 記述どおり正しい。

(5) ○ 記述どおり正しい。肺動脈を流れる血液は静脈血であり、肺静脈を流れる血液は動脈血である。

問23 答え (5) …… 呼吸

(1) ○ 記述どおり正しい。呼吸は、横隔膜や肋(ろっ)間筋などの呼吸筋が収縮と弛(し)緩をすることで胸腔(くう)内の圧力を変化させ、肺を受動的に伸縮させることにより行われる。

(2) ○ 記述どおり正しい。横隔膜が下がり、胸郭内容積が増し、その内圧が低くなるにつれ、鼻腔、気管などの気道を経て肺内へ流れ込む空気が吸気である。

(3) ○ 記述どおり正しい。呼吸には、肺で行われる外呼吸と、組織細胞とそれをとりまく毛細血管中の血液との間で行われる内呼吸（組織呼吸）がある。

(4) ○ 記述どおり正しい。身体活動時には、血液中の二酸化炭素分圧の上昇などにより呼吸中枢が刺激され、1回換気量及び呼吸数が増加する。

(5) × 誤り。呼吸のリズムをコントロールしているのは、脳幹（延髄）にある呼吸中枢である。

問24 答え (1) …… 栄養素の消化と吸収

(1) ○ 正しい組合せ。炭水化物（糖質）を分解する酵素には、唾液に含まれるアミラーゼ、小腸で分泌されるマルターゼなどがある。

(2) × 誤りの組合せ。

(3) × 誤りの組合せ。
(4) × 誤りの組合せ。
(5) × 誤りの組合せ。

栄養素の消化と吸収

炭水化物（糖質）	唾液に含まれるアミラーゼ、小腸で分泌されるマルターゼ等により、グルコース（ブドウ糖）に分解されて、腸壁から吸収される。
蛋白質	胃液に含まれるペプシンや膵液に含まれるトリプシンにより、アミノ酸に分解されて、腸壁から吸収される。
脂質	十二指腸で胆汁と混合して乳化された後、膵液に含まれる膵リパーゼにより、脂肪酸とグリセリンに分解されて、腸壁から吸収される。
無機塩類、ビタミン類	分解されずにそのまま吸収される。

問25 答え (3) …… 肝臓

(1) ○ 正しい。肝臓は、脂肪酸を分解したり、コレステロールを合成する。
(2) ○ 正しい。肝臓は、余分のアミノ酸を分解して尿素にする。
(3) × 誤り。ヘモグロビンは、骨髄で合成される。ヘモグロビンは、骨髄にある造血幹細胞が分裂を繰り返し、赤血球に成長する過程で作られる。
(4) ○ 正しい。肝臓は、胆汁を分泌し、脂肪の消化吸収を助ける。
(5) ○ 正しい。肝臓は門脈血に含まれるブドウ糖をグリコーゲンに変えて蓄え、血液中のブドウ糖が不足すると、グリコーゲンをブドウ糖に分解して血液中に送り出す。

肝臓の働き

解毒	アルコールや薬、老廃物など血中の有害物質を分解したり、無害の物質に変えて、尿や胆汁の中に排泄する。
代謝	血液凝固物質や血液凝固阻止物質を生成する。
	コレステロールを合成する。
	余分なアミノ酸を分解して尿素にする。
	アミノ酸からアルブミンなどの血漿蛋白質を合成する。
	絶食時等に脳に必要な血糖を維持するため、アミノ酸からブドウ糖を合成する（糖新生）。
	ブドウ糖をグリコーゲンに変えて蓄え、血液中のブドウ糖が不足すると、グリコーゲンをブドウ糖に分解して血液中に送り出す。

胆汁の生成・分泌	アルカリ性の消化液である胆汁を生成して（1日約1,000ml）分泌する。胆汁は、消化酵素は含まないが、脂肪酸を分解（乳化）し、脂肪の消化吸収を助ける。

問26 答え (5) …… 代謝

(1) × 誤り。代謝において、細胞に取り入れられた体脂肪やグリコーゲンなどが分解されてエネルギーを発生し、ATPが生産されることを異化という。

(2) × 誤り。代謝において、体内に摂取された栄養素が、種々の化学反応によって、ATPに蓄えられたエネルギーを用いて、細胞を構成する蛋（たん）白質などの生体に必要な物質に合成されることを同化という。

(3) × 誤り。基礎代謝量は、安静時における心臓の拍動、呼吸、体温保持などに必要な代謝量で、普通、早朝の安静、覚せい時に横たわっている状態の測定値で表される

(4) × 誤り。エネルギー代謝率は、作業に要したエネルギー量を、作業時間当たりの基礎代謝量で割った値（作業に要したエネルギー量が基礎代謝量の何倍にあたるかを示す値）である。問題文は、呼吸商の説明である。

(5) ○ 記述どおり正しい。精神的作業や静的作業は、エネルギーをあまり消費しないため、エネルギー代謝率は適用することはできない。

問27 答え (5) …… 筋肉

(1) × 誤り。横紋筋は、骨に付着して身体の運動の原動力となる筋肉で意志によって動かすことができるが、平滑筋は、内臓に存在する筋肉で意志によって動かすことができない。心筋は横紋筋であるが、意志によって動かすことができない不随意筋である。

(2) × 誤り。筋肉も神経も酸素の供給が乏しいと疲労するが、筋肉は神経より疲労しやすい。

(3) × 誤り。荷物を持ち上げたり、屈伸運動を行うときは、筋肉が長さを変えて筋力を発生させる等張性収縮が生じている。手で荷物を同じ位置で持ち続けたり、長時間の姿勢保持を伴うVDT作業などでは、筋肉が長さを変えずに外力に抵抗して筋力を発生させる等尺性収縮が生じている。

(4) × 誤り。筋線維の数は増えないが、太さが変わることによって筋肉が太くなり筋肉が増強する。問題文は説明が逆である。

(5) ○ 記述どおり正しい。**新傾向**

筋の分類

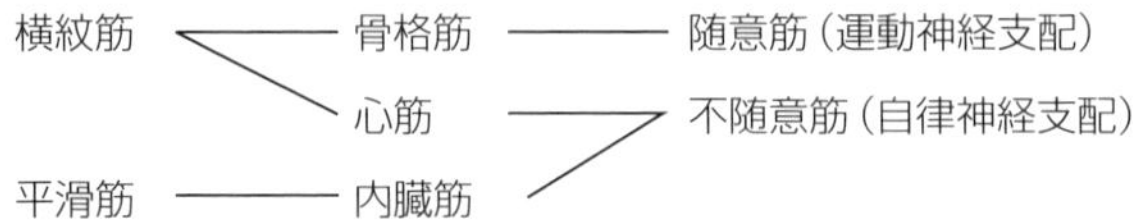

問28 答え (4) ……… 感覚器

(1) ○ 記述どおり正しい。騒音性難聴は、強い音の長期間のばく露により、音の受容器である内耳にある蝸牛の有毛細胞が損傷することにより起こる。初期には会話域で障害が現れないため気付かないことが多く、また、治りにくいという特徴がある。**新傾向**

(2) ○ 記述どおり正しい。

(3) ○ 記述どおり正しい。

(4) × 誤り。内耳の前庭は体の傾きの方向や大きさを感じ、半規管は体の回転の方向や速度を感じる。問題文は、説明が逆である。

(5) ○ 記述どおり正しい。

問29 答え (1) ……… ストレス

(1) × 誤り。ストレッサーは、その強弱にかかわらず、自律神経系と内分泌系を介して、心身の活動を亢進（こうしん）する。

(2) ○ 記述どおり正しい。

(3) ○ 記述どおり正しい。

(4) ○ 記述どおり正しい。

(5) ○ 記述どおり正しい。

問30 答え (4) ……… ホルモン

(1) ○ 正しい組合せ。ガストリンは、胃粘膜から分泌され、胃酸の分泌を促進する。

(2) ○ 正しい組合せ。

(3) ○ 正しい組合せ。

(4) × 誤りの組合せ。コルチゾールは、副腎皮質から分泌され、血糖量を増加させるはたらきをする。副腎皮質は、副腎（左右の腎臓の上方ある小さな臓器）の外側部分で、コルチゾールとアルドステロンを産生する。なお、膵臓から分泌されて血糖を上昇させるのは、グルカゴンである。

(5) ○ 正しい組合せ。

ホルモンとその働き

ホルモン	分泌臓器	働き
アドレナリン	副腎髄質	血管収縮、血圧上昇、心拍数増加作用。肝臓のグリコーゲンの分解を促進して、血糖を上昇させる。筋活動を円滑に遂行するように身体の態勢を整える。
インスリン	膵臓	血糖量を減少させる。
グルカゴン	膵臓	血糖量を増加させる。
コルチゾール	副腎皮質	血糖量を増加させる。
アルドステロン	副腎皮質	体液中の塩類バランスを調節する。
副腎皮質刺激ホルモン	下垂体	副腎皮質の活性化
プロラクチン	下垂体	黄体形成の促進
パラソルモン	副甲状腺	体液中のカルシウムバランスを調節する。
メラトニン	脳の松果体	生体リズム（概日リズム／サーカディアンリズム）を調節する。睡眠にも関係。
セクレチン	十二指腸	消化液分泌促進
ガストリン	胃粘膜	胃酸の分泌を促進する。

MEMO

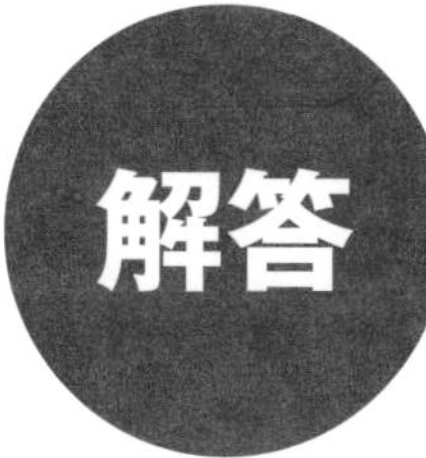

令和5年4月 過去問題 （公表本試験問題）

各解説の○×は、学習のしやすさを考慮して、内容の正誤を表しています。

関係法令

問1　答え（3）　安全衛生管理体制

(1) ○ 法令に違反していない。なお、第1種は第2種を兼ねることができる。また、衛生工学衛生管理者、医師・歯科医師、労働衛生コンサルタント等は、衛生管理者免許試験を受けなくても衛生管理者になることができる。**(安衛則第7条第1項第3号イ、第4号、第10条)**

(2) ○ 法令に違反していない。**(安衛則第7条第1項第3号ロ、第4号)**

(3) × 法令に違反している。電気業の事業場では、第一種衛生管理者もしくは衛生工学衛生管理者免許を有する者等のうちから、衛生管理者を選任しなければならない。**(安衛則第7条第1項第3号イ、第4号)**

(4) ○ 法令に違反していない。衛生管理者を複数選任する場合は、うち1人のみ労働衛生コンサルタント（外部委託＝専属でない）でもよい。**(安衛則第7条第1項第2号、第3号ロ、第4号)**

(5) ○ 法令に違反していない。1,000人を超える事業場では、少なくとも1人、専任の衛生管理者を選任しなければならない。**(安衛則第7条第1項第4号、第5号)**

衛生管理者の必要人数（安衛則第7条第1項第4号）

事業場の規模（常時使用する労働者数）	選任する衛生管理者数
50人～200人	1人以上
201人～500人	2人以上
501人～1,000人	3人以上
1,001人～2,000人	4人以上
2,001人～3,000人	5人以上
3,001人～	6人以上

業種の区分

衛生管理者の種類	業種
第1種衛生管理者 衛生工学衛生管理者	農林畜水産業、鉱業、建設業、製造業、電気業、ガス業、水道業、熱供給業、運送業、自動車整備業、機械修理業、医療業、清掃業
第2種衛生管理者	上記以外の業種（商店、スーパーマーケット、書店、金融業、各種商品卸売業、警備業　など）

問2 答え（3）新傾向 …… 総括安全衛生管理者

(1) ○ 選任が義務付けられている。常時100人以上の労働者を使用する、林業の事業場においては、総括安全衛生管理者を選任しなければならない。**（安衛法第10条、安衛令第2条第1項第1号）**

(2) ○ 選任が義務付けられている。常時100人以上の労働者を使用する、清掃業の事業場においては、総括安全衛生管理者を選任しなければならない。**（安衛法第10条、安衛令第2条第1項第1号）**

(3) × 選任が義務付けられていない。常時300人以上の労働者を使用する、燃料小売業の事業場においては、総括安全衛生管理者を選任しなければならないが、100人では選任義務はない。**（安衛法第10条、安衛令第2条第1項第2号）**

(4) ○ 選任が義務付けられている。常時100人以上の労働者を使用する、建設業の事業場においては、総括安全衛生管理者を選任しなければならない。**（安衛法第10条、安衛令第2条第1項第1号）**

(5) ○ 選任が義務付けられている。常時100人以上の労働者を使用する、運送業の事業場においては、総括安全衛生管理者を選任しなければならない。**（安衛法第10条、安衛令第2条第1項第1号）**

総括安全衛生管理者の選任（安衛令第2条）

業種	労働者数
1　林業、鉱業、建設業、運送業、清掃業	100人以上
2　製造業（物の加工業を含む）、電気業、ガス業、熱供給業、水道業、通信業、各種商品卸売業、家具・建具・じゅう器等卸売業、各種商品小売業、家具・建具・じゅう器小売業、燃料小売業、旅館業、ゴルフ場業、自動車整備業及び機械修理業	300人以上
3　その他の業種（医療業、銀行業など）	1,000人以上

問3 答え（4） …… 衛生委員会

(1) × 誤り。衛生委員会の議長は、総括安全衛生管理者または事業の実施を統括管理する者もしくはこれに準じた者のうちから、事業者が指名しなければならない。**（安衛法第18条第2項第1号）**

(2) × 誤り。「産業医のうちから事業者が指名した者」とされており、専属の者でなければならないという規定はない。**（安衛法第18条第2項第3号）**

(3) × 誤り。衛生管理者のうちから事業者が指名した者を、衛生委員会の委員として指名することができる。なお、衛生管理者を複数選任する場合は、うち1人のみ労働衛生コンサルタント（外部委託＝専属でない）でもかまわない。**（安衛**

法第18条第2項第2号、安衛則第7条第1項第2号)

(4) ○ 法令上、正しい。(安衛法第18条第3項)

(5) × 誤り。衛生委員会は、毎月1回以上開催するようにし、重要な議事に係る記録を作成して、これを3年間保存しなければならない。(安衛則第23条第1項、第4項)

衛生委員会の構成委員 (安衛法第18条第2項〜第4項)

		業種	労働者数
構成委員	1.	総括安全衛生管理者または事業の実施を統括管理する者もしくはこれに準じた者(委員長=議長)	1名
	2.	衛生管理者	1名以上
	3.	産業医(事業場に専属でなくても可)	1名以上
	4.	当該事業場の労働者で衛生に関し経験を有する者	1名以上

＊当該事業場の労働者で、作業環境測定を実施している作業環境測定士を委員として指名することもできる

問4 答え (4) ……… 定期健康診断/雇い入れ時の健康診断

(1) ○ 記述どおり正しい。(安衛則第45条第1項)

(2) ○ 記述どおり正しい。(安衛則第43条第1項第3号)

(3) ○ 記述どおり正しい。(安衛則第43条第1項)

(4) × 誤り。定期健康診断を受けた労働者に対しては、異常の所見が認められなかった者を含め、遅滞なく、健康診断の結果を通知しなければならない。(安衛則第51条の4)

(5) ○ 記述どおり正しい。(安衛則第51条)

問5 答え (1) ……… 面接指導

(1) ○ 記述どおり正しい。なお、研究開発業務従事者、高度プロフェッショナル制度適用者については、別途規定がある。(安衛法第66条の8の2第1項、安衛則第52条の2第1項、第52条の7の2)

(2) × 誤り。面接指導の対象労働者について、監督又は管理の地位にある者を除くとは定められていない。(安衛法第66条の8の3) **新傾向**

(3) × 誤り。面接指導を行う医師として事業者が指定することのできる医師は、当該事業場の産業医に限られることはない。(安衛法第66条の8)

(4) × 誤り。事業者は、面接指導の対象となる要件に該当する労働者から申出があったときは、遅滞なく面接指導を行わなければならない。(安衛則第52条の3

第3号）

(5) × 誤り。面接指導の結果に基づき、その記録を作成し、5年間保存しなければならない。（安衛則第52条の6第1項）

問6 **答え（5）** 事務所衛生基準規則

(1) × 誤り。機械による換気のための設備については、2か月以内ごとに1回、定期に、異常の有無を点検しなければならない。（事務所則第9条）

(2) × 誤り。燃焼器具を使用するときは、発熱量が著しく少ないものを除き、毎日、異常の有無を点検しなければならない（事務所則第6条第2項）

(3) × 誤り。空気調和設備内に設けられた排水受けについては、原則として、1か月以内ごとに1回、定期に、その汚れ及び閉塞の状況を点検し、必要に応じ、その清掃等を行わなければならない。（事務所則第9条の2第1項第4号）

(4) × 誤り。空気調和設備の加湿装置については、原則として、1か月以内ごとに1回、定期に、その汚れの状況を点検し、必要に応じ、その清掃等を行わなければならない。（事務所則第9条の2第1項第3号）

(5) ○ 法令上、正しい。（事務所則第9条の2第1項第2号）

問7 **答え（1）** ストレスチェック

(1) ○ 正しい組合せ。心理的な負担の程度を把握するための検査の実施者は、医師、保健師以外に、歯科医師、看護師、精神保健福祉士または公認心理師と規定されている。（安衛法第66条の10第1項、安衛則第52条の10第1項）

(2) × 誤りの組合せ。

(3) × 誤りの組合せ。

(4) × 誤りの組合せ。

(5) × 誤りの組合せ。

問8 **答え（2）** 衛生基準

(1) × 違反している。常時50人以上または常時女性30人以上の労働者を使用する事業場では、労働者が臥床することのできる休養室又は休養所を、男性用と女性用に区別して設けなければならない。（安衛則第618条、事務所則第21条）

(2) ○ 違反していない。労働者を常時就業させる屋内作業場の気積は、設備の占める容積及び床面から4mを超える高さにある空間を除き、労働者1人について10m^3以上としなければならない。（安衛則第600条）

60人×10m^3＝600m^3

(3) × 違反している。換気設備を設けていない場合は、窓その他の開口部の直接外気に向って開放することのできる面積が、常時床面積の20分の1以上でなければならない。**(安衛則第601条第1項)**

(4) × 違反している。事業場に附属する食堂の床面積は、食事の際の1人について、1m^2以上としなければならない。**(安衛則第630条第1項第2号)**

(5) × 違反している。大掃除は、6月以内ごとに1回、定期に、統一的に行うことと規定されている。**(安衛則第619条第1項第1号、事務所則第15条第1項)**

問9 答え (4) …… 労働時間

(1) × 誤り。災害など避けられない事由により臨時の必要がある場合は、時間外労働の協定をしなくても、行政官庁への届出により、時間外労働、休日労働、深夜労働をさせることができる。**(労基法第33条第1項)**

(2) × 誤り。労働時間が6時間を超える場合は少なくとも45分、8時間を超える場合は少なくとも1時間の休憩時間を、労働時間の途中に与えなければならない。**(労基法第34条第1項)**

(3) × 誤り。機密の事務を取り扱う者については、所轄労働基準監督署長の許可を受けなくても労働時間に関する規定は適用されない。**(労基法第41条第1項第2号)**

(4) ○ 記述どおり正しい。**(労基法第32条の3第1項第2号)**

(5) × 誤り。満18歳未満の者には、36協定による時間外・休日労働は適用されない。**(労基法第60条第1項)**

問10 答え (4) …… 年次有給休暇

(1) × 誤り。

(2) × 誤り。

(3) × 誤り。

(4) ○ 法令上、正しい。一週間の所定労働時間が30時間未満で、一週間の所定労働日数が4日である労働者であって、4年6か月間継続勤務し、直近の1年間に、全労働日の8割以上出勤したものには、12労働日の休暇を新たに与えなければならない。**(労基法第39条第1項、第2項、第3項、労基則第24条の3)**

(5) × 誤り。

パートタイム労働者など、所定労働日数が少ない労働者（週所定労働日数が4日以下かつ週所定労働時間が30時間未満の労働者）の年次有給休暇の付与日数

週所定労働日数	1年間の所定労働日数*	継続勤務年数						
		0.5年	1.5年	2.5年	3.5年	4.5年	5.5年	6.5年以上
4日	169日～216日	7日	8日	9日	10日	12日	13日	15日
3日	121日～168日	5日	6日	6日	8日	9日	10日	11日
2日	73日～120日	3日	4日	4日	5日	6日	6日	7日
1日	48日～72日	1日	2日	2日	2日	3日	3日	3日

＊週以外の期間によって労働日数が定められている場合

労働衛生

問11　答え（4）　事務室等の作業環境管理

(1) × 誤り。

(2) × 誤り。

(3) × 誤り。

(4) ○ 正しい。二酸化炭素濃度を1,000ppm（＝0.1%）以下に保つための必要換気量の計算式は、次の通り。

必要換気量（m^3/h）

$$= \frac{\text{在室者全員が1時間に呼出する}CO_2\text{量}(m^3/h)}{(\text{室内の}CO_2\text{基準濃度}(0.1\%)) - (\text{外気の}CO_2\text{濃度}(0.04\%))} \times 100$$

したがって、$(0.02 \times 11) \div (0.1 - 0.04) \times 100 \fallingdotseq 370$。

なお、1ppm＝0.0001%。

(5) × 誤り。

問12　答え（1）　温熱条件

(1) × 誤り。温度環境は、気温、湿度、気流及び放射熱（ふく射熱）の4つの温熱要素によって決まる。

(2) ○ 記述どおり正しい。

(3) ○ 記述どおり正しい。WBGT（湿球黒球温度）は、屋内の場合及び屋外で太陽照射のない場合は、自然湿球温度（湿度）及び黒球温度（ふく射熱）の値から算出される。なお、屋外で日射がある場合は、自然湿球温度、黒球温度及び乾球温度（気温）の値から算出される。
(4) ○ 記述どおり正しい。WBGT基準値は、熱に順化している人に用いる値の方が、熱に順化していない人に用いる値より大きな値となる。
(5) ○ 記述どおり正しい。一般的に「湿度」というときは、この相対湿度を指す。

問13 答え(2) 新傾向 …… 作業環境管理、作業管理、健康管理

(1) × 作業管理に該当するもの以外の組合せ。
(2) ○ 作業管理に該当するものの組合せ。
A ○ 作業管理：作業時間、作業量、作業方法、作業姿勢の適正化など、作業自体を管理して、作業者への負荷を少なくすることは、作業管理に該当する。
B × 作業環境管理：作業環境の状態を把握して、設備設置など必要な措置を講じることは、作業環境管理に該当する。
C ○ 作業管理：理由はAと同じ。
D × 作業環境管理：理由はBと同じ。
E × 健康管理：健康状態を把握して措置や指導を行うことは、健康管理に該当する。
(3) × 作業管理に該当するもの以外の組合せ。
(4) × 作業管理に該当するもの以外の組合せ。
(5) × 作業管理に該当するもの以外の組合せ。

問14 答え(4) …… メンタルヘルスケア

(1) × 誤っているものの組合せではない。
(2) × 誤っているものの組合せではない。
(3) × 誤っているものの組合せではない。
(4) ○ 誤っているものの組合せ。
A ○ 記述どおり正しい。**(メンタルヘルス指針：4)**
B × 誤り。「心の健康づくり計画」の策定は、衛生委員会や安全衛生委員会で十分調査審議する。**(安衛法第18条、安衛則第22条、メンタルヘルス指針：3)**
C × 誤り。「セルフケア」「ラインによるケア」「事業場内産業保健スタッフ等によるケア」「事業場外資源によるケア」の四つのケアを効果的に推進する。**(メンタルヘルス指針：5)**
D ○ 記述どおり正しい。**(メンタルヘルス指針：5)**
(5) × 誤っているものの組合せではない。

問15 答え（2） 喫煙対策

(1) ○ 定められている。喫煙室専用等の必要な技術的基準は次のとおり。①出入口において、室外から室内に流入する空気の気流が、0.2m毎秒以上であること。②たばこの煙が室内から室外に流出しないよう、壁、天井等によって区画されていること。③たばこの煙が屋外又は外部の場所に排気されていること。

(2) × 定められていない。

(3) ○ 定められている。理由は（1）のとおり。

(4) ○ 定められている。理由は（1）のとおり。

(5) ○ 定められている。事業者は、施設内に喫煙専用室、指定たばこ専用喫煙室など喫煙することができる場所を定めようとするときは、当該場所の出入口及び施設の主たる出入口の見やすい箇所に必要な事項を記載した標識を掲示しなければならない。

問16 答え（1） 労働衛生統計

(1) × 誤り。生体から得られたある指標が正規分布である場合、そのバラツキの程度は、分散及び標準偏差によって表される。

(2) ○ 記述どおり正しい。

(3) ○ 記述どおり正しい。なお、有所見率は、ある時点での検査における有所見者の割合をいう。

(4) ○ 記述どおり正しい。

(5) ○ 記述どおり正しい。

問17 答え（2） 脳血管障害、虚血性心疾患

(1) ○ 記述どおり正しい。

(2) × 誤り。虚血性の脳血管障害である脳梗塞は、脳血管自体の動脈硬化性病変による脳血栓症と、心臓や動脈壁の血栓などが剥がれて脳血管を閉塞する脳塞栓症に分類される。問題文は、脳血栓症と脳塞栓症の記述が逆である。

(3) ○ 記述どおり正しい。**新傾向**

(4) ○ 記述どおり正しい。

(5) ○ 記述どおり正しい。

問18 答え (3) …… 食中毒

(1) ○ 記述どおり正しい。

(2) ○ 記述どおり正しい。サルモネラ菌は、糞尿に汚染された食肉や鶏卵が原因となる。

(3) × 誤り。腸炎ビブリオ菌は、熱に弱いため、61℃で10分間以上の加熱殺菌処理が推奨されている。**新傾向**

(4) ○ 記述どおり正しい。

(5) ○ 記述どおり正しい。ノロウイルスの失活化には、中心部が85～90℃で90秒以上の加熱が望まれる。

細菌性食中毒

		毒素	感染源
感染型	腸炎ビブリオ（病原性好塩菌）	—	海産の魚介類（新鮮な魚介類も含む）
	サルモネラ菌	—	ネズミなどの糞尿に汚染された食肉や鶏卵
	カンピロバクター	—	鶏肉やその内臓肉
毒素型	ブドウ球菌	エンテロトキシン（耐熱性）	調理する人の"手"を介して汚染
	ボツリヌス菌	ボツリヌス毒素（毒性の強い神経毒）	缶詰、真空パック食品など酸素のない食品中で増殖
	大腸菌（O-157やO-111）	ベロ毒素（赤痢菌の毒素と類似）	牛などの糞便に汚染された食肉
	カビ	アフラトキシン	

問19 答え (4) …… 感染症

(1) ○ 記述どおり正しい。

(2) ○ 記述どおり正しい。

(3) ○ 記述どおり正しい。

(4) × 誤り。問題文は飛沫感染の説明である。空気感染は、飛沫を覆っている水分が蒸発し、飛沫核となって、長期間空気中を漂う中で感染することをいい、インフルエンザの代表的な感染経路である。また、普通感冒の主な感染経路は、接触感染である。**新傾向**

(5) ○ 記述どおり正しい。

問20 答え（5）新傾向 ……… 健康保持増進措置

（1）○ 記述どおり正しい。

（2）○ 記述どおり正しい。

（3）○ 記述どおり正しい。

（4）○ 記述どおり正しい。

（5）× 適切でない。健康測定とは、健康指導を行うために実施される調査、測定等のことをいい、疾病の早期発見に重点をおいた健康診断を活用しつつ、追加で生活状況調査や医学的検査等を実施するものである。

労働生理

問21 答え（3） ……… 呼吸

（1）× 誤り。呼吸は、横隔膜や肋間筋（ろっ）などの呼吸筋が収縮と弛緩（し）をすることで胸腔（くう）内の圧力を変化させ、肺を受動的に伸縮させることにより行われる。

（2）× 誤り。問題文のガス交換は外呼吸（肺呼吸）である。内呼吸（組織呼吸）は、細胞組織において行われるガス交換である。

（3）○ 記述どおり正しい。なお、成人の安静時の1回呼吸量は、約500mLである。

（4）× 誤り。チェーンストークス呼吸とは、呼吸中枢の機能低下により「15～20秒の無呼吸 → 深く早い呼吸 → 浅くゆっくりした呼吸」を繰り返す状態をいい、重症化した心不全や脳卒中などが原因となる。新傾向

（5）× 誤り。身体活動時には、血液中の二酸化炭素分圧の上昇などにより呼吸中枢が刺激され、1回換気量及び呼吸数が増加する。

問22 答え（1） ……… 心臓と血液循環

（1）× 誤り。心臓は、心臓の中にある洞結節（どうけっせつ）と呼ばれるペースメーカーで発生した刺激が、刺激伝導系を介して心筋に伝わることにより、規則正しく収縮と拡張をくり返す。

（2）○ 記述どおり正しい。なお、肺循環は、「右心室」から「肺動脈」を経て肺の毛細血管に入り、「肺静脈」を通って「左心房」に戻る血液の循環である。

（3）○ 記述どおり正しい。なお、肺動脈を流れる血液は静脈血であり、肺静脈を流れる血液は動脈血である。

（4）○ 記述どおり正しい。

(5) ○ 記述どおり正しい。

問23 答え (2) 新傾向 …… 脳

(1) ○ 記述どおり正しい。
(2) × 誤り。Bは脳梁である。脳梁は頭の中心にあって、左右の脳（右脳と左脳）をつなぐ働きをする。なお、小脳は、図のCとDの間にある斜線の部位で、体の平衡を保つ中枢がある。
(3) ○ 記述どおり正しい。
(4) ○ 記述どおり正しい。
(5) ○ 記述どおり正しい。

問24 答え (1) …… 栄養素の消化と吸収

(1) ○ 正しい組合せ。炭水化物（糖質）を分解する酵素には、唾液に含まれるアミラーゼ、小腸で分泌されるマルターゼなどがある。新傾向
(2) × 誤りの組合せ。
(3) × 誤りの組合せ。
(4) × 誤りの組合せ。
(5) × 誤りの組合せ。

栄養素の消化と吸収

炭水化物（糖質）	唾液に含まれるアミラーゼ、小腸で分泌されるマルターゼ等により、グルコース（ブドウ糖）に分解されて、腸壁から吸収される。
蛋白質（たん）	胃液に含まれるペプシンや膵液に含まれるトリプシンにより、アミノ酸に分解されて、腸壁から吸収される。
脂質	十二指腸で胆汁と混合して乳化された後、膵液に含まれる膵リパーゼにより、脂肪酸とグリセリンに分解されて、腸壁から吸収される。
無機塩類、ビタミン類	分解されずにそのまま吸収される。

問25 答え (5) …… 腎臓と尿

(1) ○ 記述どおり正しい。血球や血漿（しょう）中の蛋白質といった大きな分子は、糸球体から原尿中に濾し出されない。
(2) ○ 記述どおり正しい。尿細管では、原尿に含まれる大部分の水分、電解質、糖な

どの栄養物質が血液中に再吸収され、残りが尿として生成される。
(3) ○ 記述どおり正しい。
(4) ○ 記述どおり正しい。
(5) × 誤り。血液中の尿素窒素（BUN）の値が高くなる場合は、腎臓の機能の低下が考えられる。尿素窒素（BUN）は、腎臓から排泄される老廃物の一種で、腎臓の機能が低下すると尿中へ排泄されず、血液中の値が高くなる。

尿の生成

	糸球体からボウマン嚢へのろ過	尿細管での再吸収
アミノ酸、ブドウ糖（グルコース）	濾し出される	再吸収される
水、電解質	濾し出される	状態に応じて再吸収される
蛋白質、血球	濾し出されない	—

問26 答え (2) 血液

(1) ○ 記述どおり正しい。
(2) × 誤り。アルブミンは血液浸透圧の維持に関与し、グロブリンは免疫物質の抗体を含むため、誤り。問題文は、グロブリンとアルブミンの説明が逆である。
(3) ○ 記述どおり正しい。血液の容積に対する赤血球の相対的容積（%）をヘマトクリットといい、男性で約45%、女性で約40%と性差がある。
(4) ○ 記述どおり正しい。血液の凝固は、血漿中のフィブリノーゲン（線維素原）がフィブリン（線維素）に変化し、赤血球などが絡みついて固まる現象である。
(5) ○ 記述どおり正しい。

問27 答え (3) 感覚器

(1) ○ 記述どおり正しい。なお、眼軸が長過ぎるために、平行光線が網膜の前方で像を結ぶ状態は、近視という。
(2) ○ 記述どおり正しい。
(3) × 誤り。一般に冷覚の方が温覚よりも鋭敏で、温感は徐々に起こるが、冷感は急速に現れる。
(4) ○ 記述どおり正しい。なお、内臓感覚は、内臓の動きや炎症などを感じて、内臓痛を認識する感覚である。
(5) ○ 記述どおり正しい。

問28 答え (5) 新傾向 ……… 免疫

(1) ○ 記述どおり正しい。

(2) ○ 記述どおり正しい。

(3) ○ 記述どおり正しい。

(4) ○ 記述どおり正しい。

(5) × 誤り。免疫には、リンパ球が産生する抗体によって病原体を攻撃する体液性免疫と、リンパ球などが直接に病原体などを取り込んで排除する細胞性免疫の二つがある。問題文は説明が逆である。

問29 答え (5) ……… 筋肉

(1) × 誤り。横紋筋は、骨に付着して身体の運動の原動力となる筋肉で意志によって動かすことができるが、平滑筋は、内臓に存在する筋肉で意志によって動かすことができない。心筋は横紋筋であるが、意志によって動かすことができない不随意筋である。

(2) × 誤り。筋肉も神経も酸素の供給が乏しいと疲労するが、筋肉は神経より疲労しやすい。

(3) × 誤り。荷物を持ち上げたり、屈伸運動を行うときは、筋肉が長さを変えて筋力を発生させる等張性収縮が生じている。手で荷物を同じ位置で持ち続けたり、長時間の姿勢保持を伴うVDT作業などでは、筋肉が長さを変えずに外力に抵抗して筋力を発生させる等尺性収縮が生じている。

(4) × 誤り。筋線維の数は増えないが、太さが変わることによって筋肉が太くなり筋肉が増強する。問題文は説明が逆である。

(5) ○ 記述どおり正しい。

問30 答え (5) ……… 睡眠

(1) ○ 記述どおり正しい。なお、ノンレム睡眠は、安らかな眠りで、この間に脳は休んだ状態になっている。レム睡眠は、浅い眠りで、脳の一部が活動している状態になっている。新傾向

(2) ○ 記述どおり正しい。睡眠中は、副交感神経の働きが活発になり、心拍数が減少し、体温の低下がみられる。

(3) ○ 記述どおり正しい。

(4) ○ 記述どおり正しい。

(5) × 誤り。松果体から分泌されるメラトニンは、夜間に分泌が上昇するホルモンで、睡眠と覚醒のリズムの調節に関与している。セクレチンは、十二指腸から

分泌され、消化液の分泌を促進するはたらきをする。

MEMO

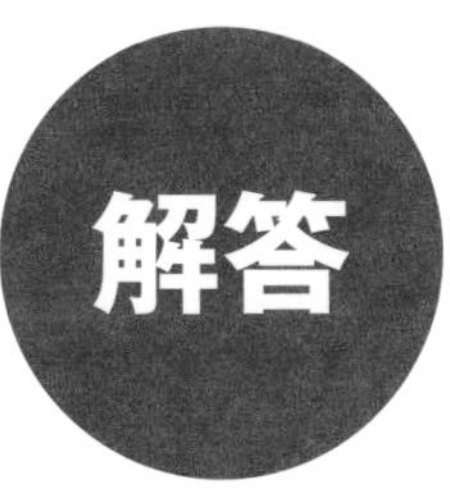

令和4年10月
過去問題
（公表本試験問題）

各解説の○×は、学習のしやすさを考慮して、内容の正誤を表しています。

問1 答え（1） 安全衛生管理体制

(1) × 法令上、誤り。常時300人以上の労働者を使用する、各種商品小売業の事業場においては、総括安全衛生管理者を選任しなければならない。**(安衛法第10条、安衛令第2条第1項第2号)**

(2) ○ 記述どおり正しい。**(安衛則第7条第1項第4号)**

(3) ○ 記述どおり正しい。各種商品小売業の事業場では、第二種衛生管理者免許を有する者のうちから衛生管理者を選任することができる。**(安衛則第7条第1項第3号)**

(4) ○ 記述どおり正しい。衛生管理者を複数選任する場合は、そのうち1人のみ労働衛生コンサルタント（外部委託＝専属でない）でもよい。**(安衛則第7条第1項第2号)**

(5) ○ 記述どおり正しい。**(安衛則第2条第2項、第7条第2項)**

総括安全衛生管理者の選任（安衛令第2条）

業種	労働者数
1　林業、鉱業、建設業、運送業、清掃業	100人以上
2　製造業（物の加工業を含む）、電気業、ガス業、熱供給業、水道業、通信業、各種商品卸売業、家具・建具・じゅう器等卸売業、各種商品小売業、家具・建具・じゅう器小売業、燃料小売業、旅館業、ゴルフ場業、自動車整備業及び機械修理業	300人以上
3　その他の業種（医療業、銀行業など）	1,000人以上

衛生管理者の必要人数（安衛則第7条第1項第4号）

事業場の規模（常時使用する労働者数）	選任する衛生管理者数
50人～200人	1人以上
201人～500人	2人以上
501人～1,000人	3人以上
1,001人～2,000人	4人以上
2,001人～3,000人	5人以上
3,001人～	6人以上

業種の区分

第1種衛生管理者 衛生工学衛生管理者	農林畜水産業、鉱業、建設業、製造業、電気業、ガス業、水道業、熱供給業、運送業、自動車整備業、機械修理業、医療業、清掃業
第2種衛生管理者	上記以外の業種（商店、スーパーマーケット、書店、金融業、各種商品卸売業、警備業　など）

問2 答え（1） 総括安全衛生管理者

（1）× 法令上、誤り。総括安全衛生管理者は、「事業場においてその事業の実施を統括管理する者」を充てなければならない。「又はこれに準ずる者」は不可である。**（安衛法第10条第2項）**

（2）○ 法令上、正しい。**（安衛法第10条第3項）**

（3）○ 法令上、正しい。**（安衛則第2条第1項）**

（4）○ 法令上、正しい。**（安衛則第2条第2項）**

（5）○ 法令上、正しい。**（安衛法第10条第1項第5号、安衛則第3条の2第1項第2号）** **新傾向**

総括安全衛生管理者が統括管理する業務／衛生管理者が管理する業務（下記のうち、衛生に係る技術的事項）（安衛法第10条第1項、第12条、安衛則第3条の2）

1. 労働者の危険又は健康障害を防止するための措置に関すること
2. 労働者の安全又は衛生のための教育の実施に関すること
3. 健康診断の実施その他健康の保持増進のための措置に関すること
4. 労働災害の原因の調査及び再発防止対策に関すること
5. 安全衛生に関する方針の表明に関すること
6. 危険性又は有害性等の調査及びその結果に基づき講ずる措置に関すること
7. 安全衛生に関する計画の作成、実施、評価及び改善に関すること

問3 答え（4） 産業医

（1）○ 記述どおり正しい。産業医は、法人の代表者、事業を営む個人、事業の実施を統括管理する者以外の者のうちから選任しなければならない。**（安衛則第13条第1項第2号ハ）**

（2）○ 記述どおり正しい。産業医の作業場巡視は、少なくとも毎月1回（産業医が事業者から毎月1回以上、衛生管理者が行う巡視の結果等の情報の提供を受けている場合であって、事業者の同意を得ているときは少なくとも2か月に1回）とされている。**（安衛則第15条第1項）**

(3) ○ 記述どおり正しい。**(安衛則第13条第4項)**

(4) × 法令上、誤り。産業医の代理者は規定されていない。なお、総括安全衛生管理者については、旅行、疾病、事故その他やむを得ない事由によって職務を行うことができないときは、代理者を選任する。**(安衛則第3条第1項)**

(5) ○ 記述どおり正しい。産業医に付与すべき権限として、①「事業者又は総括安全衛生管理者に対して意見を述べること」、②「労働者の健康管理等を実施するために必要な情報を労働者から収集すること」、③「労働者の健康を確保するため緊急の必要がある場合において、労働者に対して必要な措置をとるべきことを指示すること」がある。**(安衛則第14条の4第2項第2号)**

問4 答え(1) ……… 定期健康診断

(1) × 該当しない(省略できない)。**(安衛則第44条第1項)**

(2) ○ 該当する(省略できる)。**(安衛則第44条第1項、第2項)**

(3) ○ 該当する(省略できる)。**(安衛則第44条第1項、第2項)**

(4) ○ 該当する(省略できる)。**(安衛則第44条第1項、第2項)**

(5) ○ 該当する(省略できる)。**(安衛則第44条第1項、第2項)**

定期健康診断項目 (安衛則第44条第1項、第2項)

1.既往歴及び業務歴の調査
2.自覚症状及び他覚症状の有無の検査
3.身長○、体重、腹囲○、視力・聴力の検査
4.胸部エックス線検査及び喀痰検査○
5.血圧の測定
6.貧血検査○
7.肝機能検査○
8.血中脂質検査○
9.血糖検査○
10.尿検査
11.心電図検査○

○:厚生労働大臣が定める基準に基づき医師の判断により省略可

問5 答え(2) ……… 面接指導

(1) × 誤り。面接指導の対象となる労働者の要件は、週40時間を超える労働が1月当たり80時間を超え、かつ疲労の蓄積が認められる者である。なお、研究開発業務従事者、高度プロフェッショナル制度適用者については、別途規定がある。**(安衛法第66条の8の2第1項、安衛則第52条の2第1項、第52条の7の2)**

(2) ○ 記述どおり正しい。タイムカードによる記録、PC等の使用時間の記録等の客観的な方法、その他の適切な方法により把握しなければならない。**(法第66条の8の3、安衛則第52条の7の3)** **新傾向**

(3) × 誤り。面接指導の結果の記録は作成しなければならないが、「健康診断個人票に記載しなければならない」という定めはない。なお、面接指導の結果の記録には、「実施年月日」「労働者の氏名」「面接指導を行った医師の氏名」「労働者の疲労の蓄積の状況」「労働者の心身の状況」および「医師の意見」を記入する。**(安衛則第52条の5、第52条の6)** **新傾向**

(4) × 誤り。医師からの意見聴取は、面接指導が行われた後、遅滞なく(概ね1か月以内に)行わなければならない。**(安衛則第52条の7)**

(5) × 誤り。面接指導の結果に基づき、その記録を作成し、5年間保存しなければならない。**(安衛則第52条の6第1項)**

問6 答え(2) ストレスチェック

(1) × 誤りの組合せ。

(2) ○ 正しいものの組合せ。心理的な負担の程度を把握するための検査の実施者は、医師、保健師以外に、歯科医師、看護師、精神保健福祉士または公認心理師と規定されている。**(安衛法第66条の10第1項、安衛則第52条の10第1項)**

(3) × 誤りの組合せ。

(4) × 誤りの組合せ。

(5) × 誤りの組合せ。

問7 答え(1) 事務所衛生基準規則

(1) × 法令上、誤り。中央管理方式の空気調和設備を設けた建築物内の事務室については、空気中の一酸化炭素及び二酸化炭素の含有率(室温及び外気温、相対湿度)を、2か月以内ごとに1回、定期に、測定しなければならない。**(安衛令第21条第5号、事務所則第7条第1項)**

(2) ○ 記述どおり正しい。**(事務所則第7条の2)**

(3) ○ 記述どおり正しい。**(事務所則第6条第2項)**

(4) ○ 記述どおり正しい。**(事務所則第9条)**

(5) ○ 記述どおり正しい。**(事務所則第9条の2第1項第4号)**

問8 答え (2) 気積

(1) × 誤り。

(2) ○ 正しい。労働者を常時就業させる屋内作業場の気積は、設備の占める容積及び床面から4mを超える高さにある空間を除き、労働者1人について10m^3以上としなければならない。したがって、問題文の場合、次の計算式により、常時就業させることのできる最大の労働者数は9人（小数点切り捨て）となる。**（安衛則第600条）**

$(150m^3 - 55m^3) \div 10m^3 = 9.5$人

(3) × 誤り。

(4) × 誤り。

(5) × 誤り。

問9 答え (4) 妊産婦

(1) ○ 記述どおり正しい。なお、管理監督者には労働時間、休憩、休日に関する規定は適用されない。**（労基法第41条第2号、第66条第2項）**

(2) ○ 記述どおり正しい。**（労基法第41条第2号、第66条第1項）**

(3) ○ 記述どおり正しい。**（労基法第41条第2号、第66条第1項）**

(4) × 法令上、誤り。妊娠中の女性が請求した場合においては、管理監督者等であっても、他の軽易な業務に転換させなければならない。管理監督者について適用が除外されるのは、労働時間、休憩、休日の規定である。**（労基法第41条第1項第2号、労基法第65条第3項）** **新傾向**

(5) ○ 記述どおり正しい。**（労基法第68条）**

問10 答え (2) 年次有給休暇

(1) × 誤り。

(2) ○ 法令上、正しい。一週間の所定労働時間が30時間未満で、一週間の所定労働日数が4日である労働者であって、3年6か月間継続勤務し、直近の1年間に、全労働日の8割以上出勤したものには、10労働日の休暇を新たに与えなければならない。**（労基法第39条第1項、第2項、第3項、労基則第24条の3）**

(3) × 誤り。

(4) × 誤り。

(5) × 誤り。

パートタイム労働者など、所定労働日数が少ない労働者（週所定労働日数が４日以下かつ週所定労働時間が30時間未満の労働者）の年次有給休暇の付与日数

週所定労働日数	１年間の所定労働日数*	継続勤務年数						
		0.5年	1.5年	2.5年	3.5年	4.5年	5.5年	6.5年以上
4日	169日〜216日	7日	8日	9日	10日	12日	13日	15日
3日	121日〜168日	5日	6日	6日	8日	9日	10日	11日
2日	73日〜120日	3日	4日	4日	5日	6日	6日	7日
1日	48日〜72日	1日	2日	2日	2日	3日	3日	3日

＊週以外の期間によって労働日数が定められている場合

労働衛生

問11　答え（4）　事務室等の作業環境管理

(1) ✕ 誤り。
(2) ✕ 誤り。
(3) ✕ 誤り。
(4) ○ 正しい。

必要換気量Q（m^3/h）

$$=\frac{\text{在室者全員が１時間に呼出する二酸化炭素量}(m^3/h)}{\text{室内二酸化炭素基準濃度}(1000ppm)-\text{外気の二酸化炭素濃度}(ppm)}\times 1,000,000$$

在室することのできる人数（x）は、条件より、600＝{(0.016×x)÷(1000－400)}×1,000,000。これを解くと、x＝22.5。したがって、在室することのできる最大の人数は22人となる。

(5) ✕ 誤り。

問12　答え（5）　採光と照明

(1) ○ 記述どおり正しい。ルクスは照度の単位で、カンデラは光度の単位である。
(2) ○ 記述どおり正しい。
(3) ○ 記述どおり正しい。全般照明の照度は、局部照明の１／10以上、普通は１／５ぐらいが適切とされている。

(4) ○ 記述どおり正しい。少なくとも30°以上になるようにする。
(5) × 誤り。常時就業させる場所の照明設備については、6か月以内ごとに1回、定期に、点検しなければならない。**(安衛則第605条第2項)**

問13 答え(1) …… 温熱条件

(1) × 誤り。WBGT(湿球黒球温度)は、気温(乾球温度)、湿度(自然湿球温度)、輻(ふく)射(しゃ)熱(黒球温度)の、人体の熱収支に与える影響の大きい三つの要素から、暑熱環境の程度を示す指標として用いられる。その単位は気温と同じ℃で表される。
(2) ○ 記述どおり正しい。なお、屋内および屋外で太陽照射のない場合は、自然湿球温度(湿度)と黒球温度(ふく射熱)の値から算出される。
(3) ○ 記述どおり正しい。WBGT基準値は、健康な作業者を基準に、ばく露されてもほとんどの者が有害な影響を受けないレベルに相当するものとして設定されている。
(4) ○ 記述どおり正しい。
(5) ○ 記述どおり正しい。WBGT基準値は、熱に順化している(暑熱環境に慣れている)人に用いる値の方が、熱に順化していない人に用いる値より大きな値となる。

問14 答え(3) …… 喫煙対策

(1) ○ 定められている。喫煙室専用等の必要な技術的基準は次のとおり。①出入口において、室外から室内に流入する空気の気流が、0.2m毎秒以上であること。②たばこの煙が室内から室外に流出しないよう、壁、天井等によって区画されていること。③たばこの煙が屋外又は外部の場所に排気されていること。
(2) ○ 定められている。理由は(1)のとおり。
(3) × 定められていない。
(4) ○ 定められている。理由は(1)のとおり。
(5) ○ 定められている。事業者は、施設内に喫煙専用室、指定たばこ専用喫煙室など喫煙することができる場所を定めようとするときは、当該場所の出入口及び施設の主たる出入口の見やすい箇所に必要な事項を記載した標識を掲示しなければならない。

問15 答え (2) …… 快適職場

(1) ○ 考慮すべき事項とされている。**(快適職場指針)**

(2) × 考慮すべき事項とされていない。**(快適職場指針)**

(3) ○ 考慮すべき事項とされている。**(快適職場指針)**

(4) ○ 考慮すべき事項とされている。**(快適職場指針)**

(5) ○ 考慮すべき事項とされている。**(快適職場指針)**

快適な職場環境づくりを進めるに当たって考慮すべき事項

1.継続的かつ計画的な取り組み
2.労働者の意見の反映
3.個人差への配慮
4.潤いへの配慮

問16 答え (3) …… 腰痛予防対策

(1) × 誤り。腰部保護ベルトは、個人により効果が異なるため、一律に使用させるのではなく、労働者ごとに効果を確認してから使用の適否を判断する。**(職場における腰痛予防対策指針:作業管理)**

(2) × 誤り。満18歳以上の男子労働者が人力のみで取り扱う物の重量は、体重のおおむね40%以下となるようにする。**(職場における腰痛予防対策指針:作業管理)**

(3) ○ 記述どおり正しい。**(職場における腰痛予防対策指針:作業管理)**

(4) × 誤り。腰部に著しい負担のかかる作業に常時従事する労働者に対しては、当該作業に配置する際及びその後6月以内ごとに1回、定期に、腰痛の健康診断を実施する。**(職場における腰痛予防対策指針:健康管理)**

(5) × 誤り。床面が硬い場合は、立っているだけでも腰部への衝撃が大きいので、クッション性のある作業靴やマットを利用して、衝撃を緩和する。**(職場における腰痛予防対策指針:作業管理、作業環境管理)**

問17 答え (1) …… 虚血性心疾患

(1) × 誤り。虚血性心疾患は、冠状動脈(心臓に血液を供給する血管)が狭くなったり、塞がることが原因で起こる。門脈は肝臓に血液を供給する血管である。

(2) ○ 記述どおり正しい。

(3) ○ 記述どおり正しい。

(4) ○ 記述どおり正しい。

(5) ○ 記述どおり正しい。

問18 答え(2) 新傾向 健康測定(メタボリックシンドローム)

(1) × 誤りの組合せ。
(2) ○ 正しい組合せ。日本では、内臓脂肪の蓄積があり(腹囲が男性で85cm以上、女性で90cm以上)、かつ、血中脂質(中性脂肪、HDLコレステロール)、血圧、空腹時血糖の三つのうち二つ以上が基準値から外れている場合にメタボリックシンドロームと診断される。
(3) × 誤りの組合せ。
(4) × 誤りの組合せ。
(5) × 誤りの組合せ。

問19 答え(4) 労働衛生統計

(1) ○ 記述どおり正しい。
(2) ○ 記述どおり正しい。
(3) ○ 記述どおり正しい。健康管理統計において、ある時点(例えば、健康診断実施日)での検査における有所見者の割合を有所見率といい、一定期間(例えば、1年間)における有所見者の発生割合を発生率という。
(4) × 誤り。生体から得られたある指標が正規分布である場合、そのばらつきの程度は、分散(値のばらつき度合い)及び標準偏差(分散の平方根)によって表される。
(5) ○ 記述どおり正しい。有所見率は、ある時点での検査における有所見者の割合で、静態データの一つである。

問20 答え(5) 食中毒

(1) ○ 記述どおり正しい。毒素型食中毒の代表的な菌は、ブドウ球菌やボツリヌス菌である。
(2) ○ 記述どおり正しい。感染型食中毒の代表的な菌は、腸炎ビブリオやサルモネラ菌である。
(3) ○ 記述どおり正しい。O-157やO-111は、ベロ毒素を産生する大腸菌で、腹痛や出血を伴う水様性の下痢などを起こす。
(4) ○ 記述どおり正しい。冬季を中心に年間を通じて発症し、潜伏期間は、1～2日(24～48時間)である。
(5) × 誤り。腸炎ビブリオ菌は、熱に弱いため、61℃で10分間以上の加熱殺菌処理が推奨されている。新傾向

労働生理

問21 答え(3) ……… 呼吸

(1) × 誤り。
(2) × 誤り。
(3) ○ 記述どおり正しい。
(4) × 誤り。
(5) × 誤り。

問22 答え(1) ……… 心臓と血液循環

(1) × 誤り。心臓は、心臓の中にある洞結節(どうけっせつ)と呼ばれるペースメーカーで発生した刺激が、刺激伝導系を介して心筋に伝わることにより、規則正しく収縮と拡張をくり返す。
(2) ○ 記述どおり正しい。なお、肺循環は、「右心室」から「肺静脈」を経て肺の毛細血管に入り、「肺動脈」を通って「左心房」に戻る血液の循環である。
(3) ○ 記述どおり正しい。なお、肺動脈を流れる血液は静脈血であり、肺静脈を流れる血液は動脈血である。
(4) ○ 記述どおり正しい。
(5) ○ 記述どおり正しい。

問23 答え(5) ……… 体温調節

(1) × 誤り。体温調節中枢は、間脳の視床下部にあり、産熱と放熱とのバランスを維持し、体温を一定に保つよう機能している。
(2) × 誤り。暑熱な環境においては、皮膚の血管が拡張して血流量を増やし、発汗量も増やすことで、人体からの熱の放散が促進される。内臓の血流量を増加させて、体内の代謝活動を亢進させるのは、体温が低下するおそれがあるときである。
(3) × 誤り。外部環境が変化しても身体内部の状態を一定に保つ生体の仕組みは恒常性(ホメオスタシス)といい、神経系と内分泌系により調整されている。
(4) × 誤り。計算上、体重70kgの人の体表面から100g(100ml)の汗が蒸発すると、体温が約1℃下がる。体重70kgの人の熱容量(58.1kcal)は、水100ml(100g)の気化熱(58kcal)とほぼ等しくなる。
(5) ○ 記述どおり正しい。発汗していない状態でも、皮膚や呼吸器から1日約

850gの水が蒸発があり、これを不感蒸泄(せつ)という。

問24 答え (4) ホルモン

(1) ○ 正しい組合せ。ガストリンは、胃粘膜から分泌され、胃酸の分泌を促進する。

(2) ○ 正しい組合せ。

(3) ○ 正しい組合せ。

(4) × 誤りの組合せ。コルチゾールは、副腎皮質から分泌され、血糖量を増加させるはたらきをする。副腎皮質は、副腎（左右の腎臓の上方ある小さな臓器）の外側部分で、コルチゾールとアルドステロンを産生する。なお、膵臓から分泌されて血糖を上昇させるのは、グルカゴンである。

(5) ○ 正しい組合せ。**新傾向**

ホルモンとその働き

ホルモン	分泌臓器	働き
アドレナリン	副腎髄質	血管収縮、血圧上昇、心拍数増加作用。肝臓のグリコーゲンの分解を促進して、血糖を上昇させる。筋活動を円滑に遂行するように身体の態勢を整える。
インスリン	膵臓	血糖量を減少させる。
グルカゴン	膵臓	血糖量を増加させる。
コルチゾール	副腎皮質	血糖量を増加させる。
アルドステロン	副腎皮質	体液中の塩類バランスを調節する。
副腎皮質刺激ホルモン	下垂体	副腎皮質の活性化
プロラクチン	下垂体	黄体形成の促進
パラソルモン	副甲状腺	体液中のカルシウムバランスを調節する。
メラトニン	脳の松果体	生体リズム（概日リズム／サーカディアンリズム）を調節する。睡眠にも関係。
セクレチン	十二指腸	消化液分泌促進
ガストリン	胃粘膜	胃酸の分泌を促進する。

問25 答え (3) 腎臓と尿

(1) × 誤り。血中の老廃物は、糸球体からボウマン嚢へ濾し出されて原尿となる。なお、尿細管では、原尿中から必要な物質が再吸収される。

(2) × 誤り。蛋白質や血球といった大きな分子は、糸球体からボウマン嚢に濾し出されない。

(3) ○ 記述どおり正しい。なお、グルコースは糖の一種で、代表的な単糖の一つである。

(4) × 誤り。原尿中に濾し出された電解質(ナトリウム、カリウム等)は、尿細管から血中に再吸収される。

(5) × 誤り。原尿中に濾し出された水分の大部分は、尿細管から血中に再吸収される。なお、原尿は1日200リットルくらい作られるが、そのうち尿となるのは約1.5リットルである。

問26 答え(4) ……… 感覚器

(1) ○ 記述どおり正しい。

(2) ○ 記述どおり正しい。

(3) ○ 記述どおり正しい。

(4) × 誤り。内耳の前庭は体の傾きの方向や大きさを感じ、半規管は体の回転の方向や速度を感じる平衡感覚器である。

(5) ○ 記述どおり正しい。

問27 答え(5) ……… 神経

(1) ○ 記述どおり正しい。

(2) ○ 記述どおり正しい。脊髄は、運動系と知覚系の神経の伝導路である。

(3) ○ 記述どおり正しい。大脳では、内側の髄質は神経線維の多い白質であり、外側の皮質は神経細胞の細胞体が集合した灰白質である。

(4) ○ 記述どおり正しい。

(5) × 誤り。交感神経系は、心拍数を増加し、消化管の運動を抑制する。なお、副交感神経系は、心拍数を減少させ、消化管の運動を亢進する。

問28 答え(4) ……… 血液

(1) ○ 記述どおり正しい。なお、血漿中には、アルブミン、グロブリンなどの蛋(たん)白質が含まれている。

(2) ○ 記述どおり正しい。血漿中の蛋白質のうち、アルブミンは血液浸透圧の維持に関与し、グロブリンは免疫物質の抗体を含む。

(3) ○ 記述どおり正しい。好中球は、白血球の約60%を占め、偽足を出してアメーバ様運動を行い、体内に侵入してきた細菌などを貪食する。

(4) × 誤り。白血球の一成分であるリンパ球には、Bリンパ球、Tリンパ球などがあり、免疫反応に関与している。血小板は、核を持たない不定形の細胞で、血液凝固作用に関与している。

(5) ○ 記述どおり正しい。血液の凝固は、血漿中のフィブリノーゲン（線維素原）がフィブリン（線維素）に変化し、赤血球などが絡みついて固まる現象である。

問29 答え (3) …… 肝臓

(1) ○ 正しい。肝臓は、脂肪酸を分解したり、コレステロールを合成する。

(2) ○ 正しい。肝臓は、余分のアミノ酸を分解して尿素にする。

(3) × 誤り。ビリルビンは寿命を迎えた赤血球が分解されて生じる物質で、肝臓で処理（グルクロン酸抱合）されて、胆汁中に排泄される。分解されるわけではない。

(4) ○ 正しい。肝臓は、胆汁を分泌し、脂肪の消化吸収を助ける。

(5) ○ 正しい。

肝臓の働き

解毒	アルコールや薬、老廃物など血中の有害物質を分解したり、無害の物質に変えて、尿や胆汁の中に排泄する。
代謝	血液凝固物質や血液凝固阻止物質を生成する。
	コレステロールを合成する。
	余分なアミノ酸を分解して尿素にする。
	アミノ酸からアルブミンなどの血漿(しょう)蛋白(たん)質を合成する。
	絶食時等に脳に必要な血糖を維持するため、アミノ酸からブドウ糖を合成する（糖新生）。
	ブドウ糖をグリコーゲンに変えて蓄え、血液中のブドウ糖が不足すると、グリコーゲンをブドウ糖に分解して血液中に送り出す。
胆汁の生成・分泌	アルカリ性の消化液である胆汁を生成して（1日約1,000ml）分泌する。胆汁は、消化酵素は含まないが、脂肪酸を分解（乳化）し、脂肪の消化吸収を助ける。

問30 答え (2) 新傾向 …… 栄養素の消化と吸収

(1) ○ 記述どおり正しい（問29の表参照）。

(2) × 誤り。脂肪は、膵臓から分泌される消化酵素である膵リパーゼにより、脂肪酸とグリセリンに分解され、小腸の絨(じゅう)毛から吸収される。なお、アミラーゼは、膵臓と唾液腺から分泌される消化酵素で、炭水化物をブドウ糖に分解する。

(3) ○ 記述どおり正しい（問29の表参照）。

(4) ○ 記述どおり正しい。コレステロールやリン脂質は、細胞膜の主要な成分であり、脳や神経組織などに多く含まれている。

(5) ○ 記述どおり正しい。脂質は、糖質や蛋白質に比べて多くのATPを産生するエネルギー源となるが、摂取量が多すぎると肥満の原因となる。

MEMO

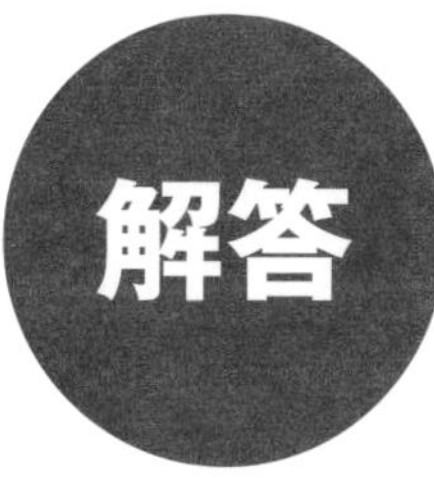

令和４年４月
過去問題
（公表本試験問題）

各解説の○×は、学習のしやすさを考慮して、内容の正誤を表しています。

関係法令

問1　答え（1）　安全衛生管理体制

(1) ×　誤り。常時300人以上の労働者を使用する各種商品小売業の事業場においては、総括安全衛生管理者を選任しなければならない。**(安衛法第10条、安衛令第2条第1項第2号)**

(2) ○　法令上、正しい。**(安衛則第7条第1項第4号)**

(3) ○　法令上、正しい。**(安衛則第7条第1項第3号ロ、第4号)**

(4) ○　法令上、正しい。衛生管理者を2人以上を選任する場合は、その中に労働衛生コンサルタントがいれば、うち1人は専属でなくてもかまわない。言い換えると、衛生管理者を複数選任する場合、うち1人のみ労働衛生コンサルタント（外部委託＝専属でない）でもかまわない。**(安衛則第7条第1項第2号)**

(5) ○　法令上、正しい。常時1,000人以上の労働者を従事させる事業場、または一定の有害業務（「深夜業を含む業務」等）に常時500人以上の労働者を従事させる事業場においては、産業医はその事業場に専属の者でなければならない。**(安衛法第13条第1項、安衛則第13条第1項第3号)**

総括安全衛生管理者の選任（抜粋）（安衛令第2条）

業種	労働者数
1　林業、鉱業、建設業、運送業及び清掃業	100人以上
2　製造業（物の加工業を含む）、電気業、ガス業、熱供給業、水道業、通信業、各種商品卸売業、家具・建具・じゅう器等卸売業、各種商品小売業、家具・建具・じゅう器小売業、燃料小売業、旅館業、ゴルフ場業、自動車整備業及び機械修理業	300人以上
3　その他の業種（医療業、銀行業など）	1,000人以上

衛生管理者の必要人数（安衛則第7条第1項第4号）

事業場の規模（常時使用する労働者数）	選任する衛生管理者数
50人～200人	1人以上
201人～500人	2人以上
501人～1,000人	3人以上
1,001人～2,000人	4人以上
2,001人～3,000人	5人以上
3,001人～	6人以上

業種の区分

第1種衛生管理者 衛生工学衛生管理者	農林畜水産業、鉱業、建設業、製造業、電気業、ガス業、水道業、熱供給業、運送業、自動車整備業、機械修理業、医療業、清掃業
第2種衛生管理者	上記以外の業種（商店、スーパーマーケット、書店、金融業、各種商品卸売業、警備業、通信業　など）

問2　答え（4）　衛生委員会

（1）× 誤り。衛生委員会の議長は、総括安全衛生管理者または事業の実施を統括管理する者もしくはこれに準じた者のうちから、事業者が指名しなければならない。**（安衛法第18条第2項第1号）**

（2）× 誤り。議長を除く委員の半数については、過半数労働組合又は過半数労働者を代表する者の推薦に基づいて事業者が指名しなければならない。**（安衛法第17条第4項、第18条第4項）**

（3）× 誤り。衛生管理者のうちから事業者が指名した者を、衛生委員会の委員として指名することができる。なお、衛生管理者を複数選任する場合は、うち1人のみ労働衛生コンサルタント（外部委託＝専属でない）でもかまわない。**（安衛法第18条第2項第2号、安衛則第7条第1項第2号）**

（4）○ 法令上、正しい。**（安衛法第18条第1項第4号、安衛則第22条第10号）**

（5）× 誤り。衛生委員会は、毎月1回以上開催するようにし、重要な議事に係る記録を作成して、これを3年間保存しなければならない。**（安衛則第23条第1項、第4項）**

問3　答え（4）新傾向　安全衛生管理体制

（1）○ 法令上、正しい。**（安衛法第10条第2項）**

（2）○ 法令上、正しい。**（安衛法第10条第3項）**

（3）○ 法令上、正しい。**（安衛則第3条）**

（4）× 法令上、誤り。産業医は、衛生委員会における調査審議を経て事業者が産業医に提供することとしたもの等の情報を、毎月1回以上、事業者から提供されている場合であって、事業者の同意を得ているときは、作業場等の巡視の頻度を、毎月1回以上から2か月に1回以上にすることができる。**（安衛則第15条）**

（5）○ 法令上、正しい。**（安衛則第14条の3第2項）**

問4 答え (2) 雇入時の健康診断

(1) ○ 記述どおり正しい。(安衛則第43条第1項)

(2) × 誤り。雇い入れ時の健康診断の項目は、定期健康診断と異なり、すべての項目について省略することはできない。(安衛則第43条)

(3) ○ 記述どおり正しい。(安衛則第51条の2第1項第1号)

(4) ○ 記述どおり正しい。(安衛則第51条)

(5) ○ 記述どおり正しい。雇入時の健康診断の結果は、報告する義務はない。なお、常時50人以上の労働者を使用する事業場では、定期健康診断の結果は、行政官庁への報告義務がある。(安衛則第52条)

問5 答え (5) 衛生基準

(1) × 違反している。日常行う清掃のほか、大掃除を、6か月以内ごとに1回、定期に、統一的に行うこととされている。(安衛則第619条第1項第1号、事務所則第15条第1項)

(2) × 違反している。常時50人以上又は常時女性30人以上の労働者を常時使用している事業場では、労働者が臥(が)床することのできる休養室又は休養所を、男性用と女性用に区別して設けなければならない。(安衛則第618条、事務所則第21条)

(3) × 違反している。労働者を常時就業させる屋内作業場の気積は、設備の占める容積及び床面から4mを超える高さにある空間を除き、労働者1人について10m³以上としなければならない。したがって、問題文の場合、下記計算式より、600m³以上とする必要がある。(安衛則第600条)

60人×10m³＝600m³

(4) × 違反している。事業場に附属する食堂の床面積は、食事の際の1人について、1m²以上としなければならない。(安衛則第630条第1項第2号)

(5) ○ 違反していない。有害業務を行っていない事業場において、窓その他の開口部が直接外気に向かって開放することができる部分の面積が、常時床面積の20分の1以上になるようにしなければならない。問題文の15分の1以上であれば、違反ではない。(安衛則第601条第1項)

問6 答え (3) 法改正 雇い入れ時教育

(1) × 誤り。雇入れ時の教育は、労働者を雇い入れるすべての事業場で行い、労働者数や業務の内容、雇用形態(期間を定めて雇用する)などに関わらず省略することはできない。(安衛法第59条第1項、安衛則第35条第1項)

(2) × 誤り。理由は同上。**(安衛法第59条第1項、安衛則第35条第1項)**

(3) ○ 法令上、正しい。労働災害の発生が少ない特定の業種（金融業、警備業、医療業、飲食店など）では、「作業手順に関すること」「作業開始時の点検に関すること」などの一定の教育事項を省略することができる。法改正情報（本体P.17）参照のこと。**(安衛法第59条第1項、安衛令第2条第1項第3号、安衛則第35条第1項ただし書き)**

(4) × 誤り。旅館業では、雇い入れ時教育の項目のうち、一定の教育事項を省略することはできない。法改正情報（本体P.17）参照のこと。**(安衛法第59条第1項、安衛則第35条第1項第3号)**

(5) × 誤り。雇い入れ時教育に、記録の作成や保存についての規定はない。

問7 答え (3) ストレスチェック

(1) × 誤り。常時50人以上の労働者を使用する事業場では、事業者は、常時使用する労働者に対し、1年以内ごとに1回、定期に、ストレスチェックを行わなければならない。なお、50人未満の事業場では、当分の間は努力義務にとどめられている。**(安衛法第66条の10第1項、安衛法附則第4条、安衛則52条の9)**

(2) × 誤り。ストレスチェックの結果は、検査を行った医師等から、本人（ストレスチェックを受けた労働者）に通知されるようにしなければならない。労働者の同意を得ずに、検査の結果を事業者に提供してはならない。**(安衛法第66条の10第2項、安衛則第52条の12)**

(3) ○ 法令上、正しい。**(安衛法第66条の10第1項、安衛則第52条の9)**

(4) × 誤り。事業者は、ストレスチェックの結果、本人（心理的な負担の程度が高い労働者）からの申し出があった場合、医師による面接指導を行わなければならない。**(安衛法第66条の10第3項、安衛則第52条の16第2項)**

(5) × 誤り。事業者は、面接指導の結果に基づき、当該面接指導の結果の記録を作成して、これを5年間保存しなければならない。**(安衛法第66条の10第4項、安衛則第52条の18第1項)**

問8 答え (4) 空気調和設備等による調整

(1) ○ 記述どおり正しい。**(事務所則第6条第2項)**

(2) ○ 記述どおり正しい。**(事務所則第9条)**

(3) ○ 記述どおり正しい。**(事務所則第9条の2第1項第4号)**

(4) × 誤り。中央管理方式の空気調和設備を設けた建築物内の事務室については、空気中の一酸化炭素及び二酸化炭素の含有率、室温及び外気温、相対湿度を、

2か月以内ごとに1回、定期に、測定しなければならない。**(安衛令第21条第5号、事務所則第7条第1項)**

(5) ○ 記述どおり正しい。**(事務所則第7条の2)**

問9 答え(2) 年次有給休暇

(1) × 誤り。

(2) ○ 法令上、正しい。週所定労働時間が30時間未満で、週所定労働日数が4日である労働者であって、3年6か月間継続勤務し、直近の1年間に、全労働日の8割以上出勤したものには、10労働日の休暇を新たに与えなければならない。**(労基法第39条第1項、第2項、第3項、労基則第24条の3)**

(3) × 誤り。

(4) × 誤り。

(5) × 誤り。

週所定労働日数が4日以下かつ週所定労働時間が30時間未満の労働者の年次有給休暇の付与日数

週所定労働日数	1年間の所定労働日数*	継続勤務年数						
		0.5年	1.5年	2.5年	3.5年	4.5年	5.5年	6.5年以上
4日	169日〜216日	7日	8日	9日	10日	12日	13日	15日
3日	121日〜168日	5日	6日	6日	8日	9日	10日	11日
2日	73日〜120日	3日	4日	4日	5日	6日	6日	7日
1日	48日〜72日	1日	2日	2日	2日	3日	3日	3日

＊週以外の期間によって労働日数が定められている場合

問10 答え(4) 妊産婦

(1) ○ 記述どおり正しい。**(労基法第64条の3第1項)**

(2) ○ 記述どおり正しい。**(労基法第65条第3項)**

(3) ○ 記述どおり正しい。**(労基法第41条第1項第2号、第66条第1項)**

(4) × 法令上、誤り。フレックスタイム制に、妊産婦の制限はない。**(労基法第32条の3、第41条第2号、第66条第1項)**

(5) ○ 記述どおり正しい。**(労基法第68条)**

労働衛生

問11 答え（4） 事務室等の作業環境管理

(1) ○ 正しい組合せ。
(2) ○ 正しい組合せ。
(3) ○ 正しい組合せ。
(4) × 誤っているものの組合せ。
　A ○ 記述どおり正しい。
　B × 誤り。新鮮外気中の酸素濃度は約21%、二酸化炭素濃度は0.03～0.04%程度である。
　C ○ 記述どおり正しい。なお、単位が%でなくppmの場合は、「×100」ではなく「×1,000,000」となるので注意のこと（1ppm＝0.0001%）。
　D × 誤り。室内の二酸化炭素基準濃度は、通常、0.1%とする。
(5) ○ 正しい組合せ。

問12 答え（5） 新傾向 温熱条件

(1) ○ 記述どおり正しい。WBGTは、屋内の場合及び屋外で太陽照射のない場合は、WBGT値は自然湿球温度及び黒球温度の値から算出される。
(2) ○ 記述どおり正しい。熱中症は、高温環境への適応ができず、あるいは許容の限界を超えた場合に発症する障害の総称で、熱射病や熱痙攣（けいれん）などが含まれる。熱射病は、高温環境下での体温調節中枢の変調によるもので、発汗停止、体温上昇、意識障害、呼吸困難などがみられるもの。熱痙攣は、高温環境下で多量に発汗したとき、水分だけが補給されて、血液中の塩分濃度が低下することによって発生し、筋肉痙攣がみられるものである。
(3) ○ 記述どおり正しい。熱中症のリスク評価指標として、作業強度等に応じたWBGT基準値が示されており、算出したWBGTの値がその基準値を超えている場合は、熱中症にかかるリスクが高まっていると判断される。
(4) ○ 記述どおり正しい。
(5) × 誤り。温度感覚を左右する環境条件は、気温、湿度、気流及び放射熱（ふく射熱）の４つの要素で決まる。

問13 答え (4) ……… 採光と照明

(1) ○ 記述どおり正しい。

(2) ○ 記述どおり正しい。全般照明の照度は、局部照明の1／10以上、普通は1／5ぐらいが適切とされている。

(3) ○ 記述どおり正しい。前方から明かりをとるとき、まぶしさをなくすため、眼と光源を結ぶ線と視線とが作る角度は、少なくとも30°以上になるようにしなければならない。

(4) × 誤り。常時就業させる場所の照明設備については、6か月以内ごとに1回、定期に、点検しなければならない。**(安衛則第605条第2項)**

(5) ○ 記述どおり正しい。

問14 答え (2) 新傾向 ……… 喫煙対策

(1) ○ 定められている。改正健康増進法では、喫煙室専用等の必要な技術的基準を次のとおりとしている。①出入口において、室外から室内に流入する空気の気流が、0.2m毎秒以上であること。②たばこの煙が室内から室外に流出しないよう、壁、天井等によって区画されていること。③たばこの煙が屋外又は外部の場所に排気されていること。

(2) × 定められていない。

(3) ○ 定められている。理由は(1)のとおり。

(4) ○ 定められている。理由は(1)のとおり。

(5) ○ 定められている。事業者は、施設内に喫煙専用室、指定たばこ専用喫煙室など喫煙することができる場所を定めようとするときは、当該場所の出入口及び施設の主たる出入口の見やすい箇所に必要な事項を記載した標識を掲示しなければならない。

問15 答え (2) 新傾向 ……… 労働衛生統計

(1) ○ 記述どおり正しい。

(2) × 誤り。生体から得られたある指標が正規分布である場合、そのばらつきの程度は、分散や標準偏差によって表される。

(3) ○ 記述どおり正しい。

(4) ○ 記述どおり正しい。

(5) ○ 記述どおり正しい。

問16　答え（3）新傾向　腰痛予防対策

(1) × 誤り。腰痛の発生要因を排除又は低減できるよう、作業標準を策定する。作業標準は、個々の労働者の健康状態・特性・技能レベル等を考慮して個別の作業内容に応じたものにしていく必要があるため、定期的に確認し見直すこととされている。

(2) × 誤り。満18歳以上の男子労働者が人力のみで取り扱う物の重量は、体重のおおむね40%以下となるようにする。

(3) ○ 記述どおり正しい。

(4) × 誤り。腰部に著しい負担のかかる作業に常時従事する労働者に対しては、当該作業に配置する際及びその後6月以内ごとに1回、定期に、腰痛の健康診断を実施する。

(5) × 誤り。腰部保護ベルトは、個人により効果が異なるため、一律に使用させるのではなく、労働者ごとに効果を確認してから使用の適否を判断する。

問17　答え（5）新傾向　労働安全衛生マネジメントシステムに関する指針

(1) ○ 記述どおり正しい。**（労働安全衛生マネジメントシステムに関する指針（OSHMS指針）第2条）**

(2) ○ 記述どおり正しい。**（労働安全衛生マネジメントシステムに関する指針（OSHMS指針）第3条第1項）**

(3) ○ 記述どおり正しい。**（労働安全衛生マネジメントシステムに関する指針（OSHMS指針）第5条）**

(4) ○ 記述どおり正しい。**（労働安全衛生マネジメントシステムに関する指針（OSHMS指針）第12条第1項）**

(5) × 誤り。「外部の機関による監査を受けなければならない」という定めはない。**（労働安全衛生マネジメントシステムに関する指針（OSHMS指針）第17条第1項）**

問18　答え（1）　健康測定

(1) ○ 正しい。「日本人のメタボリックシンドローム診断基準で、腹部肥満（内臓脂肪の蓄積）とされるのは、腹囲が男性では85cm以上、女性では90cm以上の場合である。腹囲が男性85cm、女性90cmを超え、高血圧、高血糖、脂質代謝異常の3つのうち2つに当てはまると、メタボリックシンドロームと診断される。

(2) × 誤り。

(3) × 誤り。

(4) × 誤り。
(5) × 誤り。

問19 答え (3) 食中毒

(1) × 誤り。毒素型食中毒は、食物に付着した細菌により産生された毒素によって起こる食中毒で、代表的な菌は、ブドウ球菌やボツリヌス菌である。
(2) × 誤り。感染型食中毒は、食物に付着している細菌そのものの感染によって起こる食中毒で、代表的な菌は、腸炎ビブリオやサルモネラ菌である。
(3) ○ 記述どおり正しい。
(4) × 誤り。ボツリヌス菌は非常に熱に強く、100℃程度では、長時間加熱しても殺菌は困難である。中心部の温度を120℃で4分間加熱する方法で殺菌する。
(5) × 誤り。ノロウイルスによる食中毒は、ウイルスに汚染された食品を摂取することによりウイルスが体内で増殖して発症し、冬季を中心に、年間を通じて発生する。

問20 答え (1) 新傾向 感染症

(1) × 誤り。問題文は、日和見(ひよりみ)感染というため、誤り。なお、不顕性(ふけんせい)感染とは、感染はしているが発症しない(＝症状が出ない)状態をいう。
(2) ○ 記述どおり正しい。
(3) ○ 記述どおり正しい。なお、主な感染経路には、空気感染、飛沫感染、接触感染、経口感染などがある。
(4) ○ 記述どおり正しい。
(5) ○ 記述どおり正しい。

労働生理

問21 答え (5) 新傾向 呼吸

(1) ○ 記述どおり正しい。呼吸運動は、横隔膜や肋(ろっ)間筋などの呼吸筋が収縮と弛(し)緩をすることで胸腔(くう)内の圧力を変化させ、肺を受動的に伸縮させることにより行われる。

(2) ○ 記述どおり正しい。横隔膜が下がり、胸郭内容積が増し、内圧が低くなるにつれ、鼻腔(くう)や気管などの気道を経て肺内へ流れ込む空気が吸気である。

(3) ○ 記述どおり正しい。肺胞内の空気と肺胞を取り巻く毛細血管中の血液との間で行われる酸素と二酸化炭素のガス交換を外呼吸（肺呼吸）という。なお、組織細胞とそれをとりまく毛細血管中の血液との間で行われるガス交換を内呼吸（組織呼吸）という。

(4) ○ 記述どおり正しい。

(5) × 誤り。呼吸のリズムをコントロールしているのは、脳幹（延髄）にある呼吸中枢である。

問22 答え（1） 心臓と血液循環

(1) × 誤り。大動脈及び肺静脈を流れる血液は、酸素に富む動脈血である。肺動脈を流れる血液は、酸素の少ない静脈血である。

(2) ○ 記述どおり正しい。

(3) ○ 記述どおり正しい。

(4) ○ 記述どおり正しい。

(5) ○ 記述どおり正しい。動脈硬化は、心筋梗塞や脳梗塞の原因となる。なお、痛風発作の原因となる尿酸も、動脈硬化の危険因子となる。

問23 答え（2） 体温調節

(1) ○ 記述どおり正しい。寒冷にさらされ体温が正常以下になると、皮膚の血管は収縮して血液量を減少し、体外に放散させる熱の量を減らす。

(2) × 誤り。暑熱な環境においては、皮膚の血管が拡張して血流量を増やし、発汗量も増やすことで、人体からの熱の放散が促進される。内臓の血流量を増加させて、体内の代謝活動を亢進させるのは、体温が低下するおそれがあるときである。

(3) ○ 記述どおり正しい。

(4) ○ 記述どおり正しい。計算すると、体重70kgの人の熱容量（58.1kcal）は、水100ml（100g）の気化熱（58kcal）とほぼ等しくなる。

(5) ○ 記述どおり正しい。

問24 答え（3） **新傾向** 肝臓

(1) ○ 記述どおり正しい。肝臓には解毒作用がある。

(2) ○ 記述どおり正しい。肝臓は門脈血に含まれるブドウ糖をグリコーゲンに変えて蓄え、血液中のブドウ糖が不足すると、グリコーゲンをブドウ糖に分解して血液中に送り出す。

(3) × 誤り。ビリルビンは寿命を迎えた赤血球が分解されて生じる物質で、肝臓で処理(グルクロン酸抱合)されて、胆汁中に排泄される。分解されるわけではない。

(4) ○ 記述どおり正しい。肝臓は、血液凝固物質や血液凝固阻止物質を生成する。

(5) ○ 記述どおり正しい。

肝臓の働き

解毒	アルコールや薬、老廃物など血中の有害物質を分解したり、無害の物質に変えて、尿や胆汁の中に排泄する。
代謝	血液凝固物質や血液凝固阻止物質を生成する。
	コレステロールを合成する。
	余分なアミノ酸を分解して尿素にする。
	アミノ酸からアルブミンなどの血漿(しょう)蛋白(たん)質を合成する。
	絶食時等に脳に必要な血糖を維持するため、アミノ酸からブドウ糖を合成する(糖新生)。
	ブドウ糖をグリコーゲンに変えて蓄え、血液中のブドウ糖が不足すると、グリコーゲンをブドウ糖に分解して血液中に送り出す。
胆汁の生成・分泌	アルカリ性の消化液である胆汁を生成して(1日約1,000ml)分泌する。胆汁は、消化酵素は含まないが、脂肪酸を分解(乳化)し、脂肪の消化吸収を助ける。

問25 答え(4) …… 血液/代謝

(1) × 男女差がある。赤血球は、その中に含まれているヘモグロビンにより酸素を運搬する働きをもつ細胞(血球)成分であり、その数は、血液1μL($1mm^3$)中に、男性で約500万個、女性で約450万個と、男女による差がある。

(2) × 男女差がある。ヘモグロビン量は、血液1dl中に、男性で13.5～17.6、女性で11.3～15.2と、男女による差がある。

(3) × 男女差がある。ヘマトクリット値は、血液容積に対する赤血球の相対的容積(血球容積)をいい、男性で約45%、女性で約40%と、男女による差がある。

(4) ○ 男女差はない。白血球の数は、血液1μL($1mm^3$)中に、男女とも4000～9000個である。

(5) × 男女差がある。基礎代謝は、心臓の拍動、呼吸運動、体温保持などに必要な代謝をいう。基礎代謝量は、安静、横臥、覚醒状態で測定し、1日当たり男性で1,400～1,600kcal、女性で1,200～1,400kcalと、男女による差がある。

問26 答え (2) ……… 栄養素の消化と吸収

(1) ○ 記述どおり正しい。

(2) × 誤り。蛋白質は、胃でペプシンによってポリペプチドに分解され、さらに小腸でトリプシンなどによってアミノ酸に分解されて吸収される。膵リパーゼは、中性脂肪をグリセリンと脂肪酸に分解する酵素であり、アミノ酸は分解しない。

(3) ○ 記述どおり正しい。

(4) ○ 記述どおり正しい。

(5) ○ 記述どおり正しい。

問27 答え (5) ……… 感覚器

(1) ○ 記述どおり正しい。眼の明るさに対応する仕組みには瞳孔反射と光順応があり、問題文は瞳孔反射の説明。光順応は、網膜の視細胞（錐状体と杆状体）の切替えにより、明るさに対応する仕組みである。

(2) ○ 記述どおり正しい。なお、眼軸が長過ぎるために、平行光線が網膜の前方で像を結ぶ状態は近視である。

(3) ○ 記述どおり正しい。

(4) ○ 記述どおり正しい。

(5) × 誤り。明るいところから急に暗いところに入ると、初めは見えにくいが徐々に見えやすくなることを暗順応という。

問28 答え (3) ……… ホルモン

(1) ○ 正しい組合せ。

(2) ○ 正しい組合せ。

(3) × 誤りの組合せ。メラトニンは、脳の松果体から分泌され、生体リズム（概日リズム／サーカディアンリズム）を調節するはたらきをし、睡眠にも関係する

(4) ○ 正しい組合せ。

(5) ○ 正しい組合せ。

ホルモンとその働き

ホルモン	分泌臓器	働き
アドレナリン	副腎髄質	血管収縮、血圧上昇、心拍数増加作用。肝臓のグリコーゲンの分解を促進して、血糖を上昇させる。筋活動を円滑に遂行するように身体の態勢を整える。
インスリン	膵臓	血糖量を減少させる。
グルカゴン	膵臓	血糖量を増加させる。
コルチゾール	副腎皮質	血糖量を増加させる。
アルドステロン	副腎皮質	体液中の塩類バランスを調節する。
副腎皮質刺激ホルモン	下垂体	副腎皮質の活性化
プロラクチン	下垂体	黄体形成の促進
パラソルモン	副甲状腺	体液中のカルシウムバランスを調節する。
メラトニン	脳の松果体	生体リズム（概日リズム／サーカディアンリズム）を調節する。睡眠にも関係。
セクレチン	十二指腸	消化液分泌促進
ガストリン	胃粘膜	胃酸の分泌を促進する。

問29 答え (5) 代謝

(1) × 誤り。代謝において、細胞に取り入れられた体脂肪、グリコーゲンなどが分解されてエネルギーを発生する過程を異化という。

(2) × 誤り。代謝において、体内に摂取された栄養素が、種々の化学反応によって、細胞を構成する蛋(たん)白質などの生体に必要な物質に合成されることを同化という。

(3) × 誤り。基礎代謝量は、安静時における心臓の拍動、呼吸、体温保持などに必要な代謝量で、安静、横臥、覚醒状態の測定値で表される。

(4) × 誤り。エネルギー代謝率は、作業に要したエネルギー量を作業時間当たりの基礎代謝量で割った値（作業に要したエネルギー量が基礎代謝量の何倍にあたるかを示す値）である。問題文は、呼吸商の説明である。

(5) ○ 記述どおり正しい。精神的作業や静的作業は、エネルギーをあまり消費しないため、エネルギー代謝率を適用することはできない。

問30 答え (5) ………… 腎臓と尿

(1) ○ 記述どおり正しい。腎小体は、毛細血管の集合体である糸球体とそれを包み込んでいるボウマン嚢（のう）から成る。血球や血漿（しょう）中の蛋白質といった大きな分子は、糸球体から原尿中に濾し出されない。

(2) ○ 記述どおり正しい。尿細管では、原尿に含まれる大部分の水分、電解質、糖などの栄養物質が血液中に再吸収され、残りが尿として生成される。

(3) ○ 記述どおり正しい。尿は、その95%は水、残りの5%が固形物で構成され、通常、弱酸性である

(4) ○ 記述どおり正しい。

(5) × 誤り。老廃物である尿素窒素（BUN）は、腎臓で濾過されて尿中へ排出されるが、腎臓の機能が低下すると、濾過しきれない分が血液中に残ってしまい、血液中の尿素窒素（BUN）の値は高くなる。

尿の生成

	糸球体からボウマン嚢へのろ過	尿細管での再吸収
アミノ酸、ブドウ糖（グルコース）	濾し出される	再吸収される
水、電解質	濾し出される	状態に応じて再吸収される
蛋白質、血球	濾し出されない	—

MEMO

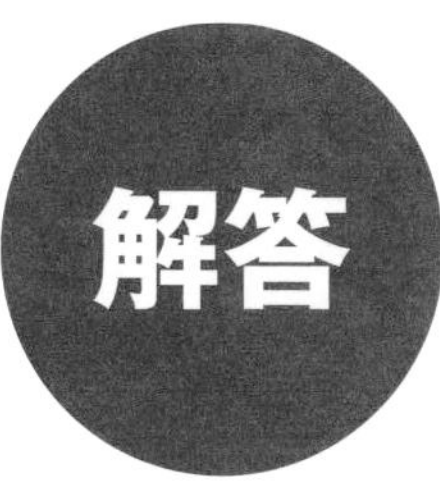

令和3年10月
過去問題
（公表本試験問題）

各解説の○×は、学習のしやすさを考慮して、内容の正誤を表しています。

関係法令

問1 答え (1) ……… 安全衛生管理体制

(1) ○ 法令上、正しい。**(安衛則第7条第2項)**

(2) × 誤り。常時使用する労働者数が2,000人を超え3,000人以下の事業場では、少なくとも5人の衛生管理者を選任しなければならない。**(安衛則第7条第1項第4号)**

(3) × 誤り。常時50人以上の労働者を使用する警備業の事業場では、第二種衛生管理者免許を有する者のうちから衛生管理者を選任することができる。**(安衛則第7条第1項第3号ロ、第4号)**

(4) × 誤り。常時1,000人以上の労働者を従事させる事業場、または「深夜業を含む業務」等の一定の有害業務に常時500人以上の労働者を従事させる事業場においては、産業医はその事業場に専属の者でなければならない。問題文の「常時800人以上の労働者を使用する事業場」は、これに該当しない。**(安衛法第13条第1項、安衛則第13条第1項第3号)**

(5) × 誤り。常時500人を超える労働者を使用する事業場で、一定の有害業務(「多量の高熱物体を取り扱う業務」「粉末を著しく飛散する場所における業務」など)に常時30人以上の労働者を従事させる場合には、衛生管理者のうち1人を衛生工学衛生管理者免許を有する者のうちから選任しなければならないが、問題文の内容はこれに該当しない。**(安衛則第7条第1項第6号)**

衛生管理者の必要人数 (安衛則第7条第1項第4号)

事業場の規模(常時使用する労働者数)	選任する衛生管理者数
50人~200人	1人以上
201人~500人	2人以上
501人~1,000人	3人以上
1,001人~2,000人	4人以上
2,001人~3,000人	5人以上
3,001人~	6人以上

業種の区分

第1種衛生管理者 衛生工学衛生管理者	農林畜水産業、鉱業、建設業、製造業、電気業、ガス業、水道業、熱供給業、運送業、自動車整備業、機械修理業、医療業、清掃業
第2種衛生管理者	上記以外の業種(商店、スーパーマーケット、書店、金融業、各種商品卸売業、警備業、通信業 など)

問2 答え (5) ……… 総括安全衛生管理者

(1) ○ 選任が義務付けられている。(安衛法第10条、安衛令第2条第2号)

(2) ○ 選任が義務付けられている。(安衛法第10条、安衛令第2条第2号)

(3) ○ 選任が義務付けられている。(安衛法第10条、安衛令第2条第2号)

(4) ○ 選任が義務付けられている。(安衛法第10条、安衛令第2条第2号)

(5) × 選任が義務付けられていない。(安衛法第10条、安衛令第2条第3号)

総括安全衛生管理者の選任 (安衛令第2条)

業種	労働者数
1 林業、鉱業、建設業、運送業及び清掃業	100人以上
2 製造業(物の加工業を含む)、電気業、ガス業、熱供給業、水道業、通信業、各種商品卸売業、家具・建具・じゅう器等卸売業、各種商品小売業、家具・建具・じゅう器小売業、燃料小売業、旅館業、ゴルフ場業、自動車整備業及び機械修理業	300人以上
3 その他の業種(医療業、銀行業など)	1,000人以上

問3 答え (4) 新傾向 ……… 産業医

(1) ○ 記述どおり正しい。(安衛法第13条第4項)

(2) ○ 記述どおり正しい。(安衛法第101条第2項、安衛則第98条の2)

(3) ○ 記述どおり正しい。(安衛則第23条第5項)

(4) × 誤り。産業医は、衛生委員会における調査審議を経て事業者が産業医に提供することとしたもの等の情報を、毎月1回以上、事業者から提供されている場合であって、事業者の同意を得ているときは、作業場等の巡視の頻度を、毎月1回以上から2か月に1回以上にすることができる。(安衛則第15条)

(5) ○ 記述どおり正しい。(安衛則第14条の3第2項)

問4 答え (2) ……… 健康診断

(1) ○ 違反していない。(安衛則第43条第1項)

(2) × 違反している。雇い入れ時の健康診断の項目には、1,000ヘルツ及び4,000ヘルツの音に係る聴力の検査が含まれており、これを省略することはできない。なお、定期健康診断の聴力の検査の場合は、問題文の通りである。(安衛則第43条第1項第3号)

(3) ○ 違反していない。深夜業などの特定業務に従事する労働者に対しては、6月以内ごとに1回、定期健康診断を行わなければならないが、胸部X線検査については、1年以内ごとに1回、定期に行えば足りることとされている。(安衛則第45条第1項)

(4) ○ 違反していない。(安衛則第51条の2第1項)

(5) ○ 違反していない。常時50人以上の労働者を使用する事業場では、定期健康診断の結果は、行政官庁への報告義務があるが、雇入時の健康診断の結果は、報告する義務はない。(安衛則第52条)

問5 答え(3) ストレスチェック

(1) × 誤り。常時50人以上の労働者を使用する事業場では、事業者は、常時使用する労働者に対し、1年以内ごとに1回、定期に、ストレスチェックを行わなければならない。なお、50人未満の事業場では、当分の間は努力義務にとどめられている。(安衛法第66条の10第1項、安衛法附則第4条、安衛則52条の9)

(2) × 誤り。ストレスチェックの結果は、検査を行った医師等から、本人(ストレスチェックを受けた労働者)に通知されるようにしなければならない。労働者の同意を得ずに、検査の結果を事業者に提供してはならない。(安衛法第66条の10第2項、安衛則第52条の12)

(3) ○ 法令上、正しい。(安衛法第66条の10第1項、安衛則第52条の9)

(4) × 誤り。事業者は、ストレスチェックの結果、本人(心理的な負担の程度が高い労働者)からの申し出があった場合、医師による面接指導を行わなければならない。(安衛法第66条の10第3項、安衛則第52条の16第2項)

(5) × 誤り。事業者は、面接指導の結果に基づき、当該面接指導の結果の記録を作成して、これを5年間保存しなければならない。(安衛法第66条の10第4項、安衛則第52条の18第1項)

問6 答え(4) 法改正 雇い入れ時教育

(1) × 省略できないものの組合せ。

(2) × 省略できないものの組合せ。

(3) × 省略できないものの組合せ。

(4) ○ 省略できるものの組合せ。法改正情報(本体P.17)参照のこと。

A × いかなる業種であっても、雇い入れ時教育の項目のうち、「従事させる業務に関して発生するおそれのある疾病の原因及び予防に関すること」は、原則として省略することはできない。(安衛法第59条第1項、安衛令第2条第1項第3号、安衛則第35条第1項第5号)

B ○ 省略できる。労働災害の発生が少ない特定の業種(金融業、警備業、医療業、飲食店など)では、「作業手順に関すること」「作業開始時の点検に関すること」などの一定の教育事項を省略することができる。(安衛法第59条第1項、安衛令第2条第1項第3号、安衛則第35条第1項ただし書き)

C ✕ いかなる業種であっても、雇い入れ時教育の項目のうち、「整理、整頓及び清潔の保持に関すること」は、原則として省略することはできない。**（安衛法第59条第1項、安衛則第35条第1項第6号）**

D ○ 省略できる。理由は上記Bと同じ。**（安衛法第59条第1項、安衛令第2条第1項第3号、安衛則第35条第1項ただし書き）**

(5) ✕ 省略できないものの組合せ。

雇入れ時教育の教育事項

＜業種によっては省略できる事項＞
1　機械等、原材料等の危険性又は有害性及びこれらの取扱い方法に関すること
2　安全装置、有害物抑制装置又は保護具の性能及びこれらの取扱い方法に関すること
3　作業手順に関すること
4　作業開始時の点検に関すること
＜原則として省略できない事項＞
5　当該業務に関して発生するおそれのある疾病の原因及び予防に関すること
6　整理、整頓及び清潔の保持に関すること
7　事故時等における応急措置及び退避に関すること
8　その他、その業務に関する安全・衛生のために必要な事項

省略できない業種とできる業種（安衛令第2条第3号）

＜省略できない業種＞
1　林業、鉱業、建設業、運送業、清掃業
2　製造業、電気業、ガス業、熱供給業、水道業、通信業、各種商品小売業、家具・建具・じゅう器小売業、燃料小売業、旅館業、ゴルフ場業、自動車整備業、機械修理業
＜一定の教育事項を省略できる業種＞
3　その他の業種（金融業、警備業、医療業　など）

問7 答え (5) ……… 衛生基準

(1) ✕ 違反している。日常行う清掃のほか、大掃除を、6か月以内ごとに1回、定期に、統一的に行うこととされている。**（安衛則第619条第1項第1号、事務所則第15条第1項）**

(2) ✕ 違反している。常時50人以上又は常時女性30人以上の労働者を常時使用している事業場では、労働者が臥（が）床することのできる休養室又は休養所を、男性用と女性用に区別して設けなければならない。**（安衛則第618条、事務所則第21条）**

(3) × 違反している。男性用小便所の箇所数は、男性労働者30人以内ごとに1個以上としなければならない。**(安衛則第628条第1項第3号、事務所則第17条第1項第3号)**

(4) × 違反している。事業場に附属する食堂の床面積は、食事の際の1人について、1m²以上としなければならない。**(安衛則第630条第1項第2号)**

(5) ○ 違反していない。有害業務を行っていない事業場において、窓その他の開口部が直接外気に向かって開放することができる部分の面積が、常時床面積の20分の1以上になるようにしなければならない。問題文の15分の1以上であれば、違反ではない。**(安衛則第601条第1項)**

問8 答え(1) 新傾向　空気調和設備等による調整

(1) ○ 正しい組合せ。空気調和設備又は機械換気設備を設けている場合は、室に供給される空気が、次に適合するように当該設備を調整しなければならない。
(事務所則第5条第1項)

① 1気圧、温度25℃とした場合の当該空気1m³中に含まれる浮遊粉じん量が0.15mg以下であること。

② 当該空気中に占める一酸化炭素の含有率が100万分の10以下とし、二酸化炭素の含有率が100万分の1,000以下であること。

② 1気圧、温度25℃とした場合の当該空気1m³中に含まれるホルムアルデヒドの量が0.1mg以下であること。

(2) × 誤りの組合せ。

(3) × 誤りの組合せ。

(4) × 誤りの組合せ。

(5) × 誤りの組合せ。

問9 答え(4)　労働基準法

(1) × 誤り。災害など避けられない事由により臨時の必要がある場合は、時間外労働の協定をしなくても、行政官庁への届出により、時間外労働、休日労働及び深夜労働をさせることができる。**(労基法第33条第1項)**

(2) × 誤り。労働時間に関する規定の適用については、事業場を異にする場合においても、労働時間を通算する。**(労基法第38条第1項)**

(3) × 誤り。労働時間が6時間を超える場合は少なくとも45分、8時間を超える場合は少なくとも1時間の休憩時間を、労働時間の途中に与えなければならない。**(労基法第34条第1項)**

(4) ○ 記述どおり正しい。**(労基法第41条第1項第2号)**

(5) × 誤り。監視又は断続的労働に従事する労働者については、所轄労働基準監督署長の許可を受ければ、労働時間、休憩及び休日に関する規定は適用されない。(労基法第41条第1項第3号)

問10 答え (3) …… 年次有給休暇

(1) × 誤り。

(2) × 誤り。

(3) ○ 法令上、正しい。週所定労働時間が30時間未満で、週所定労働日数が4日である労働者であって、3年6か月間継続勤務し、直近の1年間に、全労働日の8割以上出勤したものには、10労働日の休暇を新たに与えなければならない。(労基法第39条第1項、第2項、第3項、労基則第24条の3)

(4) × 誤り。

(5) × 誤り。

週所定労働日数が4日以下かつ週所定労働時間が30時間未満の労働者の年次有給休暇の付与日数

週所定労働日数	1年間の所定労働日数*	継続勤務年数						
		0.5年	1.5年	2.5年	3.5年	4.5年	5.5年	6.5年以上
4日	169日～216日	7日	8日	9日	10日	12日	13日	15日
3日	121日～168日	5日	6日	6日	8日	9日	10日	11日
2日	73日～120日	3日	4日	4日	5日	6日	6日	7日
1日	48日～72日	1日	2日	2日	2日	3日	3日	3日

＊週以外の期間によって労働日数が定められている場合

労働衛生

問11 答え (4) …… 事務室等の作業環境管理

(1) ○ 正しい組合せ。

(2) ○ 正しい組合せ。

(3) ○ 正しい組合せ。

(4) × 誤っているものの組合せ。

A ○ 記述どおり正しい。

B × 誤り。新鮮外気中の酸素濃度は約21%、二酸化炭素濃度は0.03～

0.04%程度である。

C ○ 記述どおり正しい。なお、単位が%でなくppmの場合は、「×100」ではなく「×1,000,000」となるので注意のこと（1ppm＝0.0001%）。

D × 誤り。室内の二酸化炭素基準濃度は、通常、0.1%とする。

(5) ○ 正しい組合せ。

問12 答え (1) …… 温熱条件

(1) × 誤り。温度感覚を左右する環境要素は、気温、湿度、気流及び放射熱（ふく射熱）であり、この四要素によって温熱環境が定まる。

(2) ○ 記述どおり正しい。実効温度は、人の温熱感に基礎を置いた指標で、気温、湿度、気流の総合効果を温度目盛りで表したものである。

(3) ○ 記述どおり正しい。WBGTは、屋内の場合及び屋外で太陽照射のない場合は、WBGT値は自然湿球温度及び黒球温度の値から算出される。

(4) ○ 記述どおり正しい。熱中症のリスク評価指標として、作業強度等に応じたWBGT基準値が示されている。WBGT基準値は、健康な作業者を基準に、ばく露されてもほとんどの者が有害な影響を受けないレベルに相当するものとして設定されている。

(5) ○ 記述どおり正しい。

問13 答え (4) …… 採光と照明

(1) ○ 記述どおり正しい。

(2) ○ 記述どおり正しい。全般照明の照度は、局部照明の1／10以上、普通は1／5ぐらいが適切とされている。

(3) ○ 記述どおり正しい。前方から明かりをとるとき、まぶしさをなくすため、眼と光源を結ぶ線と視線とが作る角度は、少なくとも30°以上になるようにしなければならない。

(4) × 誤り。常時就業させる場所の照明設備については、6か月以内ごとに1回、定期に、点検しなければならない。**(安衛則第605条第2項)**

(5) ○ 記述どおり正しい。

問14 答え (1) 新傾向 …… 労働衛生統計

(1) × 誤り。生体から得られたある指標が正規分布である場合、そのばらつきの程度は、分散や標準偏差によって表される。

(2) ○ 記述どおり正しい。
(3) ○ 記述どおり正しい。
(4) ○ 記述どおり正しい。
(5) ○ 記述どおり正しい。

問15 答え(5) 腰痛予防対策

(1) × 誤り。腰部保護ベルトは、個人により効果が異なるため、一律に使用させるのではなく、労働者ごとに効果を確認してから使用の適否を判断する。
(2) × 誤り。満18歳以上の男子労働者が人力のみで取り扱う物の重量は、体重のおおむね40%以下となるようにする。
(3) × 誤り。腰部に著しい負担のかかる作業に常時従事する労働者に対しては、当該作業に配置する際及びその後6月以内ごとに1回、定期に、腰痛の健康診断を実施する。
(4) × 誤り。床面が硬い場合は、立っているだけでも腰部への衝撃が大きいので、クッション性のある作業靴やマットを利用して、衝撃を緩和する
(5) ○ 記述どおり正しい。

問16 答え(4) 出血と止血

(1) ○ 記述どおり正しい。体内の全血液量は、体重の1/13程度(≒約8%)で、その約3分の1を急激に失うと、出血によるショックを経て生命に危険が及ぶ。
(2) ○ 記述どおり正しい。
(3) ○ 記述どおり正しい。なお、間接圧迫法は、出血部より心臓に近い動脈を手や指で圧迫して止血する方法で、ガーゼ等を準備するまでの間など、直接圧迫止血を行えないときに応急に行うものである。
(4) × 誤り。静脈性出血は、浅い切り傷のときにみられ、傷口からゆっくりと湧き出るような出血である。問題文は、毛細血管性出血の内容である。
(5) ○ 記述どおり正しい。結び目をゆるめ、血流の再開を図る。

問17 答え(1) 虚血性心疾患

(1) × 誤り。虚血性心疾患は、冠状動脈(心臓に血液を供給する血管)が狭くなったり、塞がることが原因で起こる。門脈は肝臓に血液を供給する血管である。
(2) ○ 記述どおり正しい。
(3) ○ 記述どおり正しい。

(4) ○ 記述どおり正しい。
(5) ○ 記述どおり正しい。

問18 答え (4) 食中毒

(1) ○ 記述どおり正しい。
(2) ○ 記述どおり正しい。
(3) ○ 記述どおり正しい。
(4) × 誤り。サルモネラ菌による食中毒は、食物に付着している細菌そのものの感染によって発症する感染型食中毒である。
(5) ○ 記述どおり正しい。なお、ウェルシュ菌、セレウス菌は感染型と毒素型の中間に位置する中間型食中毒、カンピロバクターは感染型食中毒である。

細菌性食中毒

		毒素	感染源
感染型	腸炎ビブリオ（病原性好塩菌）	—	海産の魚介類（新鮮な魚介類も含む）
	サルモネラ菌	—	ネズミなどの糞尿に汚染された食肉や鶏卵
	カンピロバクター	—	鶏肉やその内臓肉
毒素型	ブドウ球菌	エンテロトキシン（耐熱性）	調理する人の"手"を介して汚染
	ボツリヌス菌	ボツリヌス毒素（毒性の強い神経毒）	缶詰、真空パック食品など酸素のない食品中で増殖
	大腸菌（O-157やO-111）	ベロ毒素（赤痢菌の毒素と類似）	牛などの糞便に汚染された食肉
	カビ	アフラトキシン	

問19 答え (3) 新傾向 情報機器作業

(1) ○ 適切である。
(2) ○ 適切である。
(3) × 適切でない。ディスプレイについては、おおむね40cm以上の視距離が保てるようにし、画面の上端は、目の高さとほぼ同じか、やや下になるようにしなければならない。
(4) ○ 適切である。情報機器作業に係る定期健康診断は、1日に4時間以上情報機器作業を行う者であって「作業中は常時ディスプレイを注視する、または入力装置を操作する必要がある」「作業中、労働者の裁量で適宜休憩をとることや作業姿勢を変更することが困難である」者のほか、作業時間に関わらず、眼や肩の痛みなどの自覚症状がある者が対象となる。

(5) ○ 適切である。

問20 答え (5) 新傾向 …… **労働安全衛生マネジメントシステムに関する指針**

(1) ○ 記述どおり正しい。**(労働安全衛生マネジメントシステムに関する指針 (OSHMS指針) 第2条)**

(2) ○ 記述どおり正しい。**(労働安全衛生マネジメントシステムに関する指針 (OSHMS指針) 第3条第1項)**

(3) ○ 記述どおり正しい。**(労働安全衛生マネジメントシステムに関する指針 (OSHMS指針) 第5条)**

(4) ○ 記述どおり正しい。**(労働安全衛生マネジメントシステムに関する指針 (OSHMS指針) 第12条第1項)**

(5) × 誤り。「外部の機関による監査を受けなければならない」という定めはない。**(労働安全衛生マネジメントシステムに関する指針 (OSHMS指針) 第17条第1項)**

労働生理

問21 答え (5) …… **神経／脳**

(1) ○ 記述どおり正しい。

(2) ○ 記述どおり正しい。体性神経系はさらに運動神経と感覚神経に分類され、自律神経にはさらに交感神経と副交感神経に分類される。

(3) ○ 記述どおり正しい。大脳の外側の皮質は灰白質で、感覚、運動、思考等の作用を支配する。大脳の内側の髄質は神経線維(白質)で、刺激の伝導経路である。

(4) ○ 記述どおり正しい。たとえば、心臓に対しては、交感神経の亢(こう)進は心拍数を増加させ、副交感神経の亢進は心拍数を減少させる。消化管に対しては、交感神経の亢進は運動を抑制させ、副交感神経の亢進は運動を促進させる。

(5) × 誤り。交感神経系は、身体の機能をより活動的に調節する働きがあり、心拍数を増加させたり、消化管の運動を抑制させる。

大脳と働き

大脳	内側	髄質	白質（神経線維が多い部分）	刺激の伝導経路
	外側	皮質	灰白質（神経細胞が多い部分）	感覚、運動、思考等の作用を支配

問22 答え (1) …… 心臓と血液循環

(1) × 誤り。心臓は、心臓の中にある洞結節（どうけっせつ）と呼ばれるペースメーカーで発生した刺激が、刺激伝導系を介して心筋に伝わることにより、規則正しく収縮と拡張をくり返す。

(2) ○ 記述どおり正しい。なお、肺循環は、右心室から肺動脈を経て肺の毛細血管に入り、肺静脈を通って左心房に戻る血液の循環である。

(3) ○ 記述どおり正しい。なお、肺動脈を流れる血液は静脈血であり、肺静脈を流れる血液は動脈血である。

(4) ○ 記述どおり正しい。

(5) ○ 記述どおり正しい。動脈硬化は、心筋梗塞や脳梗塞の原因となる。なお、痛風発作の原因となる尿酸も、動脈硬化の危険因子となる。

問23 答え (3) …… 栄養素の消化と吸収

(1) ○ 記述どおり正しい。

(2) ○ 記述どおり正しい。

(3) × 誤り。膵臓（すい）から十二指腸に分泌される膵液には、糖質を分解するアミラーゼ、蛋白質を分解するトリプシン、脂肪を分解するリパーゼなどの消化酵素が含まれている。また、インスリン、グルカゴンなどの血糖値を調節するホルモンも含まれている。

(4) ○ 記述どおり正しい。

(5) ○ 記述どおり正しい。

問24 答え (1) …… 呼吸

(1) × 誤り。呼吸運動は、呼吸筋（肋間筋、横隔膜など）の協調運動によって、胸部内容積を周期的に増減させて行われる。

(2) ○ 記述どおり正しい。横隔膜が下がり、胸郭内容積が増し、内圧が低くなるにつれ、鼻腔（くう）や気管などの気道を経て肺内へ流れ込む空気が吸気である。

(3) ○ 記述どおり正しい。

(4) ○ 記述どおり正しい。
(5) ○ 記述どおり正しい。血液中の二酸化炭素濃度が増加すると、呼吸中枢が刺激され、呼吸が深くなり（1回換気量が増加し）、回数が増加する

問25 答え（5） 腎臓と尿

(1) ○ 記述どおり正しい。腎小体は、毛細血管の集合体である糸球体とそれを包み込んでいるボウマン嚢（のう）から成る。血球や血漿（しょう）中の蛋白質といった大きな分子は、糸球体から原尿中に濾し出されない。
(2) ○ 記述どおり正しい。尿細管では、原尿に含まれる大部分の水分、電解質、糖などの栄養物質が血液中に再吸収され、残りが尿として生成される。
(3) ○ 記述どおり正しい。尿は、その95%は水、残りの5%が固形物で構成され、通常、弱酸性である
(4) ○ 記述どおり正しい。
(5) × 誤り。尿の95%は水分で、残りの5%が固形物であるが、その成分は全身の健康状態をよく反映するので、尿検査は健康診断などで広く行われているが、尿素窒素は血液の検査項目である。尿素窒素（BUN）は、腎臓から排泄（せつ）される老廃物の一種で、腎臓の働きが低下すると尿中に排泄されず、血液中の値が高くなる。

尿の生成

	糸球体から ボウマン嚢へのろ過	尿細管での再吸収
アミノ酸、ブドウ糖（グルコース）	濾し出される	再吸収される
水、電解質	濾し出される	状態に応じて再吸収される
蛋白質、血球	濾し出されない	—

問26 答え（5） 代謝

(1) × 誤り。細胞に取り入れられた体脂肪、グリコーゲンなどが分解されてエネルギーを発生し、ATPが合成されることを異化という。
(2) × 誤り。体内に摂取された栄養素が、種々の化学反応によって、ATPに蓄えられたエネルギーを用いて、細胞を構成する蛋白質などの生体に必要な物質に合成されることを同化という。
(3) × 誤り。基礎代謝量は、安静時における心臓の拍動、呼吸、体温保持などに必要な代謝量で、安静、横臥、覚醒状態の測定値で表される。
(4) × 誤り。エネルギー代謝率は、作業に要したエネルギー量を作業時間当たりの

基礎代謝量で割った値（作業に要したエネルギー量が基礎代謝量の何倍にあたるかを示す値）である。問題文は、呼吸商の説明である。

(5) ○ 記述どおり正しい。精神的作業や静的作業は、エネルギーをあまり消費しないため、エネルギー代謝率を適用することはできない。

問27 答え (4) 感覚器

(1) ○ 記述どおり正しい。

(2) ○ 記述どおり正しい。

(3) ○ 記述どおり正しい。

(4) × 誤り。内耳の前庭は体の傾きの方向や大きさを感じ、半規管は体の回転の方向や速度を感じる平衡感覚器である。

(5) ○ 記述どおり正しい。

問28 答え (4) 血液と免疫

(1) × 誤りの組合せ。

(2) × 誤りの組合せ。

(3) × 誤りの組合せ。

(4) ○ 正しい組合せ。

「抗体とは、体内に入ってきた抗原に対して体液性免疫において作られる免疫グロブリンと呼ばれる蛋白質のことで、抗原に特異的に結合し、抗原の働きを抑える働きがある。」なお、体内に入ってきた特定の異物（抗原）を排除するしくみ（獲得免疫）には、体液中の抗体が働く体液性免疫と、細胞（白血球）が直接働く細胞性免疫がある。

(5) × 誤りの組合せ。

問29 答え (2) 体温調節

(1) ○ 記述どおり正しい。寒冷にさらされ体温が正常以下になると、皮膚の血管は収縮して血液量を減少し、体外に放散させる熱の量を減らす。

(2) × 誤り。暑熱な環境においては、皮膚の血管が拡張して血流量を増やし、発汗量も増やすことで、人体からの熱の放散が促進される。内臓の血流量を増加させて、体内の代謝活動を亢進させるのは、体温が低下するおそれがあるときである。

(3) ○ 記述どおり正しい。

(4) ○ 記述どおり正しい。計算すると、体重70kgの人の熱容量(58.1kcal)は、水100ml(100g)の気化熱(58kcal)とほぼ等しくなる。

(5) ○ 記述どおり正しい。

問30 答え(4) ……… 睡眠

(1) ○ 記述どおり正しい。

(2) ○ 記述どおり正しい。レム睡眠は、眼球が動いている、眠りの浅い状態。ノンレム睡眠は、眼球が動かない、深い眠りの状態である。

(3) ○ 記述どおり正しい。コルチゾールは、覚醒直前に多く分泌され、夜には低くなり、一日の活動リズムを整えるといわれている。また、ストレスを受けた時に分泌が増えることから、ストレスを測定する指標となる。

(4) × 誤り。ノンレム睡眠は、安らかな眠りで、この間に脳は休んだ状態になっているため、誤り。レム睡眠は、浅い眠りで、脳の一部が活動している状態になっている。

(5) ○ 記述どおり正しい。メラトニンは、夜間に分泌が上昇するホルモンで、睡眠と覚醒のリズムの調節に関与している。

MEMO

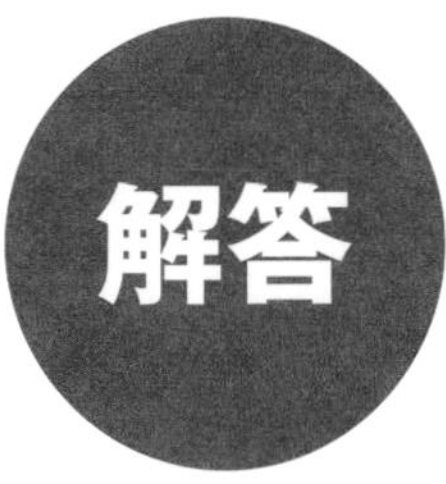

令和3年4月
過去問題
（公表本試験問題）

各解説の○×は、学習のしやすさを考慮して、内容の正誤を表しています。

関係法令

問1 答え（1） …… 衛生管理者

（1）○ 法令上、定められている。**（安衛法第7条第2項）**

（2）× 誤り。電気業の事業場では、第一種衛生管理者もしくは衛生工学衛生管理者免許を有する者等のうちから、衛生管理者を選任しなければならない。**（安衛則第7条第1項第3号）**

（3）× 誤り。常時使用する労働者数が1,000人を超え2,000人以下の事業場では、少なくとも4人の衛生管理者を選任しなければならない。**（安衛則第7条第1項第4号）**

（4）× 誤り。6人うち1人まで、事業場に専属でない労働衛生コンサルタントのうちから選任することができる。衛生管理者を2人以上選任する場合は、うち1人のみ、事業場に専属でない労働衛生コンサルタントのうちから選任することができる。**（安衛則第7条第1項第2号、第4号）**

（5）× 誤り。1,000人を超える事業場では、少なくとも1人、専任の衛生管理者を選任しなければならない。**（安衛則第7条第1項第4号、第5号イ）**

衛生管理者の必要人数（安衛則第7条第1項第4号）

事業場の規模（常時使用する労働者数）	選任する衛生管理者数
50人～200人	1人以上
201人～500人	2人以上
501人～1,000人	3人以上
1,001人～2,000人	4人以上
2,001人～3,000人	5人以上
3,001人～	6人以上

業種の区分

第1種衛生管理者 衛生工学衛生管理者	農林畜水産業、鉱業、建設業、製造業、電気業、ガス業、水道業、熱供給業、運送業、自動車整備業、機械修理業、医療業、清掃業
第2種衛生管理者	上記以外の業種（商店、スーパーマーケット、書店、金融業、各種商品卸売業、警備業　など）

問2 答え(5)　衛生管理者

(1) ○ 定められている。(安衛法第10条第1項第3号、第12条)

(2) ○ 定められている。(安衛法第10条第1項第4号、第12条)

(3) ○ 定められている。(安衛法第10条第1項第5号、第12条、安衛則第3条の2第1号)

(4) ○ 定められている。(安衛則第11条第1項)

(5) × 定められていない。労働者の健康を確保するため必要があると認めるとき、事業者に対し、労働者の健康管理等について必要な勧告をするのは、産業医の職務である。(安衛法第13条第5項)

衛生管理者の職務(下記のうち、衛生に係る技術的事項)

(安衛法第10条、第12条、安衛則第3条の2、第11条)

1. 労働者の健康障害を防止するための措置に関すること
2. 労働者の衛生のための教育の実施に関すること
3. 健康診断の実施その他健康の保持増進のための措置に関すること
4. 労働災害の原因の調査及び再発防止対策に関すること
5. 安全衛生に関する方針の表明に関すること
6. 危険性又は有害性等の調査及びその結果に基づき講ずる措置に関すること
7. 安全衛生に関する計画の作成、実施、評価及び改善に関すること
8. 少なくとも毎週1回作業場等を巡視し、衛生状態等に有害のおそれがあるときは、直ちに、労働者の健康障害を防止するため必要な措置を講じる

問3 答え(4) 新傾向　産業医

(1) ○ 記述どおり正しい。産業医は、法人の代表者、事業を営む個人、事業の実施を統括管理する者以外の者のうちから選任しなければならない。(安衛則第13条第1項第2号ハ)

(2) ○ 記述どおり正しい。産業医の作業場巡視は、少なくとも毎月1回(産業医が事業者から毎月1回以上、衛生管理者が行う巡視の結果等の情報の提供を受けている場合であって、事業者の同意を得ているときは少なくとも2か月に1回)とされている。(安衛則第15条第1項)

(3) ○ 記述どおり正しい。(安衛則第13条第4項)

(4) × 誤り。産業医の代理者は規定されていない。なお、総括安全衛生管理者については、旅行、疾病、事故その他やむを得ない事由によつて職務を行うことができないときは、代理者を選任しなければならない。(安衛則第3条第1項)

(5) ○ 記述どおり正しい。(安衛則第14条の4第2項第2号)

問4 答え (2) ……… 健康診断

(1) ○ 法令に違反していない。(安衛則第43条第1項)

(2) × 違反している。雇い入れ時の健康診断の項目のうち、聴力の検査は、1,000Hz及び4,000Hzの音について行うが、原則としてこれを省略することはできない。なお、定期健康診断の聴力の検査の場合は、問題文の通りである。(安衛則第43条第1項第3号)

(3) ○ 法令に違反していない。(安衛則第45条の2第2項)

(4) ○ 法令に違反していない。雇入時の健康診断の結果は、報告する義務はない。(安衛則第52条第1項)

(5) ○ 法令に違反していない。ただし、常時50人以上の労働者を使用する事業場においては、定期健康診断結果報告書を遅滞なく所轄労働基準監督署長に報告しなければならない。(安衛則第52条)

問5 答え (3) 新傾向 ……… ストレスチェック

(1) × 誤り。当該事業場の産業医に限られるという規定は無い。(安衛法第66条の10、安衛則第52条の10)

(2) × 誤り。面接指導の結果を健康診断個人票に記載しなければならないという規定は無い。(安衛法第66条の10第4項、安衛則第52条の18)

(3) ○ 記述どおり正しい。(安衛法第66条の10第3項、安衛則第52条の15第1項、安衛則第52条の16第2項)

(4) × 誤り。要件に該当する労働者から申出があったときは、遅滞なく、面接指導を行わなければならない。(安衛法第66条の10第3項、安衛則第52条の16第2項)

(5) × 誤り。医師からの意見聴取は、面接指導が行われた後、遅滞なく行わなければならない。(安衛法第66条の10第5項、安衛則第52条の19第1項)

問6 答え (3) 法改正 ……… 雇い入れ時教育

(1) × 誤り。雇い入れ時の教育は、労働者を雇い入れるすべての事業場で行い、10人未満の事業場で行わなくてもよいという規定はない。(安衛法第59条第1項、安衛則第35条第1項)

(2) × 誤り。期間を定めて雇用する者について、雇い入れ時の安全衛生教育を省略できるという規定はない。(安衛法第59条第1項、安衛則第35条第1項)

(3) ○ 法令上、正しい。金融業、警備業、医療業、飲食店などの事業場においては、「作業手順に関すること」「作業開始時の点検に関すること」など一定の項目については省略することができる。法改正情報(本体P.17)参照のこと。(安衛法第59条第1項、安衛令第2条第1項第3号、安衛則第35条第1項ただし書き)

(4) × 誤り。旅館業では、雇い入れ時教育の項目のうち、一定の教育事項を省略することはできない。法改正情報（本体P.17）参照のこと。**（安衛法第59条第1項、安衛則第35条第1項第3号）**

(5) × 誤り。雇い入れ時教育に、このような規定はない。

雇入れ時教育の教育事項（安衛則第35条第1項）

<業種によっては省略できる事項>
1　機械等、原材料等の危険性又は有害性及びこれらの取扱い方法に関すること
2　安全装置、有害物抑制装置又は保護具の性能及びこれらの取扱い方法に関すること
3　作業手順に関すること
4　作業開始時の点検に関すること
<原則として省略できない事項>
5　当該業務に関して発生するおそれのある疾病の原因及び予防に関すること
6　整理、整頓及び清潔の保持に関すること
7　事故時等における応急措置及び退避に関すること
8　その他、その業務に関する安全・衛生のために必要な事項

一定の教育事項を省略できない業種とできる業種（抜粋）（安衛令第2条第1項第3号）

<省略できない業種>
1　林業、鉱業、建設業、運送業、清掃業
2　製造業、電気業、ガス業、熱供給業、水道業、通信業、各種商品小売業、家具・建具・じゅう器小売業、燃料小売業、旅館業、ゴルフ場業、自動車整備業、機械修理業
<一定の教育事項を省略できる業種>
3　その他の業種（金融業、警備業、医療業、飲食店　など）

問7　答え（2）新傾向　気積

(1) × 誤り。

(2) ○ 正しい。労働者を常時就業させる屋内作業場の気積は、設備の占める容積及び床面から4mをこえる高さにある空間を除き、労働者1人について10m³以上としなければならない。したがって、問題文の場合は、次の計算式により、常時就業させることのできる最大の労働者数は9人（小数点切り捨て）となる。**（安衛則第600条）**

$(150m^3 - 55m^3) \div 10m^3 = 9.5$人

(3) × 誤り。

(4) × 誤り。

(5) × 誤り。

問8 **答え(4)** 空気調和設備等による調整

(1) ○ 法令上、正しい。(事務所則第6条第2項)
(2) ○ 法令上、正しい。(事務所則第9条)
(3) ○ 法令上、正しい。(事務所則第9条の2第4号)
(4) × 誤り。中央管理方式の空気調和設備を設けた建築物の事務室については、2か月以内ごとに1回、定期に、一酸化炭素及び二酸化炭素の含有率、室温及び外気温、相対湿度を測定しなければならない。(事務所則第7条第1項)
(5) ○ 法令上、正しい。(事務所則第7条の2)

問9 **答え(4)** 労働時間

(1) × 誤り。災害等で臨時の必要がある場合においては、使用者は、行政官庁の許可を受けて、その必要の限度において労働時間を延長し、または休日に労働させることができる。(労基法第33条第1項)
(2) × 誤り。労働時間に関する規定の適用については、事業場を異にする場合においても、労働時間を通算する。(労基法第38条第1項)
(3) × 誤り。労働時間が6時間を超える場合は少なくとも45分、8時間を超える場合は少なくとも1時間の休憩時間を、労働時間の途中に与えなければならない。(労基法第34条第1項)
(4) ○ 記述どおり正しい。(労基法第41条第1項第3号)
(5) × 誤り。フレックスタイム制の清算期間は、3か月以内の期間に限られる。(労基法第32条の3第1項第2号)

問10 **答え(1)** 育児時間(妊産婦)

(1) × 誤り。生後満1年に達しない生児を育てる女性労働者は、育児時間を請求できる。(労基法第67条第1項)
(2) ○ 記述どおり正しい。育児時間中の賃金が有給か無給かについては規定がなく、当事者間で決定していくとされている。(労基法第67条第1項、昭25・7・22基収第2314号)
(3) ○ 記述どおり正しい。(労基法第67条第1項)
(4) ○ 記述どおり正しい。育児時間は「請求することができる」とされている。(労基法第67条第1項)

(5) ○ 記述どおり正しい。育児時間をどの時間に請求するかは原則として本人の自由であり、始業時間のすぐ後、終業時間の直前に請求してきた場合であっても、託児施設の有無を問わず、これを拒否できない。**(労基法第67条第1項、昭33·6·25 基収第4317号)**

労働衛生

問11 答え (2) …… **事務室等の作業環境管理**

(1) × 誤り。

(2) ○ 正しい。

必要換気量Q(m^3/h)

$$=\frac{\text{在室者全員が1時間に呼出する二酸化炭素量}(m^3/h)}{\text{室内二酸化炭素基準濃度}(1000ppm)-\text{外気の二酸化炭素濃度}(ppm)}$$

×1,000,000

在室することのできる人数(x)は、条件より、

$500=\frac{0.018\times x}{1000-400}\times 1,000,000$。これを解くと、$x=16.6$。

したがって、在室することのできる最大の人数は16人となる。

(3) × 誤り。

(4) × 誤り。

(5) × 誤り。

問12 答え (4) 新傾向 …… **温熱条件**

(1) ○ 記述どおり正しい。

(2) ○ 記述どおり正しい。

(3) ○ 記述どおり正しい。相対湿度は、乾球温度計と湿球温度計の温度差を利用して求める。

(4) × 誤り。屋内の場合及び屋外で太陽照射のない場合は、WBGT値は自然湿球温度と黒球温度の値から算出される。

(5) ○ 記述どおり正しい。WBGTには、基準値が定められており、WBGT値がWBGT基準値を超えている場合は、熱中症にかかるリスクが高まっていると判断される。

問13　答え (4) ………… 採光と照明

(1) ○ 記述どおり正しい。前方から明かりをとるとき、眼と光源を結ぶ線と視線とが作る角度は、少なくとも30°以上になるようにしなければならない。

(2) ○ 記述どおり正しい。(安衛則第605条第2項)

(3) ○ 記述どおり正しい。全般照明の照度は、局部照明による照度の10分の1以上、普通は5分の1程度が適切とされている。

(4) × 誤り。照度の単位はルクスで、1ルクスは光度1カンデラの光源から1m離れた所で、その光に直角な面が受ける明るさに相当する。

(5) ○ 記述どおり正しい。

問14　答え (2) **新傾向** ………… メンタルヘルスケア

(1) ○ 記述どおり正しい。(メンタルヘルス指針：2-①)

(2) × 適切でない。心の健康づくり計画の実施に当たっては、メンタルヘルス不調を未然に防止する「一次予防」、メンタルヘルス不調を早期に発見し、適切な措置を行う「二次予防」及びメンタルヘルス不調となった労働者の職場復帰支援を行う「三次予防」が円滑に行われるようにする必要がある。一次予防はストレスチェック制度等による未然防止、二次予防は早期発見と適切な措置である。(メンタルヘルス指針：2)

(3) ○ 記述どおり正しい。(メンタルヘルス指針：指針：2-③)

(4) ○ 記述どおり正しい。(メンタルヘルス指針：指針：2-④)

(5) ○ 記述どおり正しい。(メンタルヘルス指針：指針：2-②)

問15　答え (2) ………… 健康測定

(1) ○ 正しい組合せ。

(2) × 誤りの組合せ。柔軟性の測定法としては、立位（又は座位）の体前屈がある。上体起こしは、筋力の測定法である。

(3) ○ 正しい組合せ。

(4) ○ 正しい組合せ。

(5) ○ 正しい組合せ。

問16　答え (4) **新傾向** ………… 情報機器作業

(1) ○ 記述どおり正しい。ディスプレイ画面上における照度は、500ルクス以下とする。

(2) ○ 記述どおり正しい。書類上及びキーボード上における照度は300ルクス以上とする。

(3) ○ 記述どおり正しい。

(4) × 適切でない。おおむね40cm以上の視距離が確保できるようにし、画面の上端を眼の高さとほぼ同じか、やや下になるように設置しなければならない。

(5) ○ 記述どおり正しい。情報機器作業に係る定期健康診断は、1日に4時間以上情報機器作業を行う者であって「作業中は常時ディスプレイを注視する、または入力装置を操作する必要がある」「作業中、労働者の裁量で適宜休憩をとることや作業姿勢を変更することが困難である」者のほか、作業時間に関わらず、眼や肩の痛みなどの自覚症状がある者が対象となる。

問17 答え (4) 新傾向 出血と止血

(1) ○ 記述どおり正しい。体内の全血液量は、体重の1/13程度(≒約8%)で、その約3分の1を急激に失うと、出血によるショックを経て生命に危険が及ぶ。

(2) ○ 記述どおり正しい。

(3) ○ 記述どおり正しい。

(4) × 誤り。毛細血管性出血は、擦り傷のときにみられ、傷口から少しずつにじみ出るような出血である。問題文は静脈性出血の説明。出血は他に動脈性出血があり、これは鮮紅色を呈する拍動性の噴出すような出血である。

(5) ○ 記述どおり正しい。

問18 答え (3) 法改正 一次救命処置

(1) ○ 記述どおり正しい。傷病者に反応があって普段どおりの息をしており、心肺蘇(そ)生を行わないで経過を観察する場合は回復体位をとらせる。

(2) ○ 記述どおり正しい。傷病者の反応がない場合は、その場で大声で叫んで周囲の注意を喚起し、応援を呼ぶ。

(3) × 誤り。1回の息の吹き込みに約1秒かけて傷病者の胸の盛り上がりが見える程度まで吹き込む。法改正情報(本体P.18)参照のこと。

(4) ○ 記述どおり正しい。

(5) ○ 記述どおり正しい。「ショックは不要です」などのメッセージが流れた場合は、ショックの適応でないだけで、回復したわけではない。倒れている人に反応が無ければ、音声メッセージに従って胸骨圧迫を開始し、心肺蘇生を続ける。

問19 答え（1） 食中毒

(1) × 誤り。サルモネラ菌による食中毒は、食物に付着している細菌そのものの感染によって発症する感染型食中毒である。食品に付着した菌が食品中で増殖した際に生じる毒素により発症するのは毒素型食中毒であり、代表的な菌はブドウ球菌とボツリヌス菌である。

(2) ○ 記述どおり正しい。ボツリヌス菌による毒素は、致死率の高い神経毒である。

(3) ○ 記述どおり正しい。

(4) ○ 記述どおり正しい。

(5) ○ 記述どおり正しい。ウェルシュ菌、セレウス菌、カンピロバクターは、いずれも細菌性食中毒の原因菌である。なお、ウェルシュ菌、セレウス菌は感染型と毒素型の中間に位置する中間型食中毒、カンピロバクターは感染型食中毒である。

細菌性食中毒

感染型	腸炎ビブリオ
	サルモネラ菌
	カンピロバクター
毒素型	ブドウ球菌
	ボツリヌス菌
	大腸菌（O-157やO-111）
	カビ

問20 答え（1） 腰痛予防対策

(1) × 誤り。腰部保護ベルトは、個人により効果が異なるため、一律に使用させるのではなく、労働者ごとに効果を確認してから使用の適否を判断する。

(2) ○ 記述どおり正しい。

(3) ○ 記述どおり正しい。重量物を取り扱うときは、できるだけ腰部に負担をかけない姿勢で行う。

(4) ○ 記述どおり正しい。

(5) ○ 記述どおり正しい。

労働生理

問21 答え (5) ……… 神経系

(1) ○ 記述どおり正しい。
(2) ○ 記述どおり正しい。
(3) ○ 記述どおり正しい。
(4) ○ 記述どおり正しい。
(5) × 誤り。交感神経系は、身体の機能をより活動的に調節する働きがあり、心拍数を増加させたり、消化管の運動を抑制する。副交感神経は、心拍数を減少させたり、消化管の運動を亢進する。

問22 答え (3) ……… 肝臓

(1) ○ 正しい。
(2) ○ 正しい。肝臓は、余分のアミノ酸を分解して尿素にする。
(3) × 誤り。ビリルビンは寿命を迎えた赤血球が分解されて生じる物質で、肝臓で処理(グルクロン酸抱合)されて、胆汁中に排泄される。分解されるわけではない。
(4) ○ 正しい。肝臓は、胆汁を分泌し、脂肪の消化吸収を助ける。
(5) ○ 正しい。肝臓は、門脈血に含まれるブドウ糖をグリコーゲンに変えて蓄え、血液中のブドウ糖が不足すると、グリコーゲンをブドウ糖に分解して血液中に送り出す。

肝臓の働き

解毒	アルコールや薬、老廃物など血中の有害物質を分解したり、無害の物質に変えて、尿や胆汁の中に排泄する。
代謝	血液凝固物質や血液凝固阻止物質を生成する。
	コレステロールを合成する。
	余分なアミノ酸を分解して尿素にする。
	アミノ酸からアルブミンなどの血漿蛋白(しょうたん)質を合成する。
	絶食時等に脳に必要な血糖を維持するため、アミノ酸からブドウ糖を合成する(糖新生)。
	ブドウ糖をグリコーゲンに変えて蓄え、血液中のブドウ糖が不足すると、グリコーゲンをブドウ糖に分解して血液中に送り出す。
胆汁の生成・分泌	アルカリ性の消化液である胆汁を生成して(1日約1,000ml)分泌する。胆汁は、消化酵素は含まないが、脂肪酸を分解(乳化)し、脂肪の消化吸収を助ける。

問23 答え (2) 睡眠

(1) ○ 記述どおり正しい。レム睡眠は、眼球が動いている、眠りの浅い状態。ノンレム睡眠は、眼球が動かない、深い眠りの状態である。

(2) × 誤り。夜間に分泌が上昇するホルモンで、睡眠と覚醒のリズムの調節に関与しているのはメラトニンである。甲状腺ホルモンは、細胞の新陳代謝の促進、成長や発達の促進などに関与するホルモンである。

(3) ○ 記述どおり正しい。

(4) ○ 記述どおり正しい。

(5) ○ 記述どおり正しい。睡眠中には、体温の低下、心拍数の減少、呼吸数の減少がみられる。

問24 答え (1) 新傾向 栄養素の消化と吸収

(1) × 誤り。三大栄養素のうち糖質はブドウ糖などに、蛋白質はアミノ酸に、脂肪は脂肪酸とグリセリンに、酵素により分解されて吸収される。

(2) ○ 記述どおり正しい。

(3) ○ 記述どおり正しい。ブドウ糖とアミノ酸は毛細血管に入り、脂肪酸とグリセリンの大部分は脂肪となってリンパ管に入って組織に運搬される。

(4) ○ 記述どおり正しい。なお、水分の吸収は、腸管で行われる。

(5) ○ 記述どおり正しい。

問25 答え (5) 腎臓と尿

(1) ○ A, Bは、いずれも正しい。

(2) ○ Aは正しいが、Cは誤り。

(3) ○ Aは正しいが、Dは誤り。

(4) ○ Bは正しいが、Cは誤り。

(5) × C, Dは、いずれも誤り。

A ○ 記述どおり正しい。

B ○ 記述どおり正しい。

C × 誤り。糖はボウマン嚢中に濾し出される。なお、糖は身体に必要な成分であり、一旦ボウマン嚢中に濾過されるが、尿細管で再吸収されるため、尿中には排出されない。

D × 誤り。蛋白質や血球は糸球体からボウマン嚢中には濾し出されないため、尿中には排出されない。また、尿細管で再吸収されるのは、糖、アミノ酸、ビタミンCなどである。

問26 **答え(1)** …… 血液

(1) ○ 記述どおり正しい。アルブミンは、血漿蛋白の約60%を占め、血液の浸透圧の維持や各種物質との結合・運搬の働きをする。

(2) × 誤り。血液の凝集反応は、赤血球にある凝集原と血清中にある凝集素が抗原抗体反応を起こし、赤血球が寄り集まることをいう。また、血漿中のフィブリノーゲン(線維素原)がフィブリン(線維素)に変化する現象は、血液の凝固である。

(3) × 誤り。血小板は、損傷部位から血管外に出ると、血液凝固を促進させる物質を放出する。

(4) × 誤り。ヘマトクリット値は、血液容積に対する赤血球の相対的容積(血球容積)をいい、貧血検査などに利用される。

(5) × 誤り。白血球は、体内に侵入してきた細菌やウイルスを貪食する働きがある。血小板は、血管の外に出るとすぐにこわれて、血液凝固作用を促進する働きがある。

問27 **答え(4)** **新傾向** …… 感覚器

(1) ○ 記述どおり正しい。なお、眼軸が長過ぎるために、平行光線が網膜の前方で像を結ぶ状態は、近視という。

(2) ○ 記述どおり正しい。

(3) ○ 記述どおり正しい。なお、温感は徐々に起こるが、冷感は急速に現れる。

(4) × 誤り。内臓の動きや炎症などを感じて、内臓痛を認識する感覚は、内臓感覚である。深部感覚は、骨格筋や関節にある受容器が手足の位置や関節の角度などを感じて、姿勢や動きなどを認識する感覚である。

(5) ○ 記述どおり正しい。

問28 **答え(4)** …… 血液と免疫

(1) × 誤りの組合せ。

(2) × 誤りの組合せ。

(3) × 誤りの組合せ。

(4) ○ 正しい組合せ。体内に侵入した病原体などの異物を、リンパ球が、抗原と認識し、その抗原に対してだけ反応する抗体を血漿中に放出する。この抗体が抗原に特異的に結合し抗原の働きを抑制して体を防御するしくみを体液性免疫と呼ぶ。これに対し、リンパ球が直接、病原体などの異物を攻撃する免疫反応もあり、これを細胞性免疫と呼ぶ。

(5) × 誤りの組合せ。

問29 答え (3) ……… 代謝

(1) × 誤り。細胞に取り入れられた体脂肪、グリコーゲンなどが分解されてエネルギーを発生し、ATPが合成されることを異化という。

(2) × 誤り。体内に摂取された栄養素が、種々の化学反応によって、ATPに蓄えられたエネルギーを用いて、細胞を構成する蛋白質などの生体に必要な物質に合成されることを同化という。

(3) ○ 記述どおり正しい。

(4) × 誤り。エネルギー代謝率は、作業に要したエネルギー量を作業時間当たりの基礎代謝量で割った値である。問題文は、呼吸商の説明である。

(5) × 誤り。エネルギー代謝率は、動的筋作業の強度を表す指標である。精神的作業や静的作業は、エネルギーをあまり消費しないため、エネルギー代謝率を適用することはできない。

問30 答え (5) ……… 筋肉

(1) × 誤り。横紋筋は、骨に付着して身体の運動の原動力となる筋肉で意志によって動かすことができるが、平滑筋は、内臓に存在する筋肉で意志によって動かすことができない。心筋は横紋筋であるが、意志によって動かすことができない不随意筋である。

(2) × 誤り。筋肉も神経も酸素の供給が乏しいと疲労するが、筋肉は神経より疲労しやすい。

(3) × 誤り。荷物を持ち上げたり、屈伸運動を行うときは、筋肉が長さを変えて筋力を発生させる等張性収縮が生じている。手で荷物を同じ位置で持ち続けたり、長時間の姿勢保持を伴うVDT作業などでは、筋肉が長さを変えずに外力に抵抗して筋力を発生させる等尺性収縮が生じている。

(4) × 誤り。筋線維の数は増えないが、太さが変わることによって筋肉が太くなり筋肉が増強する。問題文は説明が逆である。

(5) ○ 記述どおり正しい。

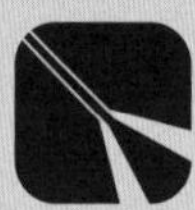

別冊として切り離してお使いいただくことができます。